社科赋能山区（海岛）县高质量发展行动研究成果

未来乡村"体医融合" 服务模式的溪口实践

卢文杰 著

吉林大学出版社

·长 春·

图书在版编目（CIP）数据

未来乡村"体医融合"服务模式的溪口实践／卢文杰著. -- 长春：吉林大学出版社，2024.5. -- ISBN 978-7-5768-3063-7

Ⅰ.R199.2

中国国家版本馆 CIP 数据核字 2024UW8305 号

书　　名	未来乡村"体医融合"服务模式的溪口实践
	WEILAI XIANGCUN "TI-YI RONGHE" FUWU MOSHI DE XIKOU SHIJIAN
作　　者	卢文杰
策划编辑	李承章
责任编辑	李适存
责任校对	甄志忠
装帧设计	贝壳学术
出版发行	吉林大学出版社
社　　址	长春市人民大街 4059 号
邮政编码	130021
发行电话	0431-89580036/58
网　　址	http：//www.jlup.com.cn
电子邮箱	jldxcbs@sina.com
印　　刷	华睿林（天津）印刷有限公司
开　　本	787mm×1092mm　1/16
印　　张	9.25
字　　数	160 千字
版　　次	2024 年 5 月　第 1 版
印　　次	2024 年 5 月　第 1 次
书　　号	ISBN 978-7-5768-3063-7
定　　价	56.00 元

引 言

2016 年印发的《"健康中国 2030"规划纲要》中明确提出，要通过完善全民健身公共服务体系、广泛开展全民健身运动、加强体医融合和非医疗健康干预、促进重点人群体育活动等方式提高全民身体素质。《中华人民共和国国民经济和社会发展第十四个五年规划和 2035 远景目标纲要》更是把"推动健康关口前移，深化体教融合、体卫融合、体旅融合"放在建设健康中国、体育强国的突出位置。2021 年印发的《全民健身计划（2021—2025 年）》要求，推动体卫融合服务机构向基层覆盖延伸，推广体卫融合发展典型经验。随着"健康中国"战略以及全民健身计划的逐步推进，体医融合作为建设"健康中国"的重要途径，已经不再是战略规划，而是需要进入实施阶段，探索符合我国国情的推广模式。

国内对于体医融合模式的探索起步较晚，随着近几年健康中国的不断升温，开始由理论探索向实践阶段转变。从实施主体来看，已提出由体医融合慢性病健康联盟与三级甲等（三甲）医院、社区医院及社区体育指导中心形成的四合作模式，在保障居民健康的同时实现多部门共赢，如上海徐家汇康健社区体质监测中心模式；从医疗卫生主体视角，以医疗为核心协同体育机构成立跨部门管理中心，形成医院健康指导中心模式；也有从社区居委会视角，将其作为社区公共服务管理的重要组织来构建社区体医融合创新模式。在体医融合体系构建方面，基于生态文明示范区建设评价指标体系从目标层、准则层、要素层、指标层四个维度构建体医融合示范区建设评价指标体系及体医融合服务标准体系。

国内关于乡村体医融合的研究较少，主要从农村体医融合公共服务体系的构建等角度研究，指出了农村体育和医疗服务的现状和现实困境，指出乡村体医融合在政策法规、管理机制、资金、基础设施等方面落实不到位，同时提出了加强乡村体医融合服务的发展对策。

2021年5月20日，中共中央、国务院印发《关于支持浙江高质量发展建设共同富裕示范区的意见》，同年6月份，浙江省委审议并原则通过《浙江高质量发展建设共同富裕示范区实施方案（2021—2025年）》，为全国实现共同富裕先行探路。本书对于推进乡村体育与医疗事业发展，实现健康中国布局以及共同富裕先行先试具有现实意义，将衢州市未来乡村作为研究对象，通过科学的运动指导以及健身科普，有助于提升未来乡村居民的健康水平。衢州市的城市发展水平在浙江省内相对较低，但从全国范围来看仍然处于中等水平，因此，衢州市未来乡村体医融合模式的实践经验从全国角度看更具有广泛的示范意义，通过梳理体医融合各要素协同关系能够为浙江省乃至全国乡村体医融合的现实困境提供优化路径和典型经验，不断推进未来乡村健康场景打造，最终实现全民健康全覆盖。

探讨未来乡村体医融合服务模式，并将已经成熟的研究成果以专著形式编写出来，对我来说是一大挑战，不过，令人欣慰的是，近几年来，越来越多的地方政府部门开始关注乡村体医融合的研究，尤其是浙江省共同富裕示范区建设以及"千村示范、万村整治"工程的持续开展，造就了浙江万千美丽乡村，推进乡村全面振兴，也为乡村健康场景打造提供了广阔空间。研究成果可以作为高校体医融合、乡村体育、体育社会学等相关领域研究人员的参考资料，也可以供政府的体育、卫生等部门和社会体育组织借鉴，以及对该领域感兴趣的社会人士参考，当然，虽然想尽力将本书写好，但研究中难免存在一些不足和疏漏支出，还请各位专家、学者和读者批评指正。

衷心感谢沈小龙博士，为本书的前期框架搭建和专著出版提供大力支持，在此表示诚挚的感谢。衷心感谢卢晓文教授，带我走进了体医融合这个领域的学习和学术研究之中，对我的敦敦教诲和悉心关怀牢记于心。衷心感谢我的父母，他们的厚爱和期望一直鼓励着我不断进取，使我得以有时间顺利完成本书，感谢我的爱人，衢州学院体育工作部范冬香老师，本书的完成离不开她一步一个脚印的项目实施以及鼓励和支持。最后，对徐羽粲、杨小慧、项禹欣、汪雨晴、杨可欣、吴淇望等 6 位同学表示感谢，感谢他们为本书调研所做的辛苦付出。

衢州学院体育工作部卢文杰
2024 年 5 月

|目　录|

第一章　体医融合的理论基础

第一节　体医融合的概念界定

一、体医融合

理解体医融合，就必须要厘清"体"和"医"的概念。

"体"即"体育"，指的是在健康层面进行的身体教育活动。向上追溯"体育"词源，法国卢梭在 1762 年的著作《爱弥尔》中首先提及"体育"一词（法语为 education physique）。1876 年，该词被引入日本，被理解为"体育教育""身体教育""关于身体的教育"等。其后日本教育家近藤镇三正式使用了"体育"一词，再后来，"体育"一词从日本传入中国，康有为和上海南洋公学的陈懋治等人率先使用"体育"见诸文字。最初体育的概念隶属于教育范畴，随着现代社会经济、文化以及人们活动实践等因素的影响，其内涵不断丰富，尤其进入 21 世纪以后，"体育在提高人民身体素质和健康水平、促进人的全面发展……都有着不可替代的重要作用"[1]。因此，基于以上对体育概念的界定，本书将体育的概念确定为：以身体活动作为媒介，旨在促进个体身心健康、全面发展，并以培养完善的社会公民作为最终目的的一种社会文化现象或者教育过程。

"医"指的是"医疗"，是伴随人类生命的起源，在人类救护、生存的本能及生活经验中得以总结，在人类生命周期内以防治疾病、增进健康、延长寿命、提高生命质量为目标的一种知识、技术体系，是生物学技术在生命健康促进中的具体应用，其中包含中国传统中医和西方现代医疗两个体系，并

1

逐步产生中西医结合的趋势，主要包括基础医疗、临床医疗、预防医疗、保健医疗、康复医疗等方面。伴随人类疾病谱系的不断变化，慢性疾病逐渐成为人类健康的头号威胁，针对慢性病的医疗也逐渐成为整个医疗体系的关键。对此，本书界定的"医疗"概念是：以预防、治疗和康复疾病为目的，通过多种医学技术实现的健康促进手段。

从字面上理解体医融合，就是"体育"和"医疗"的融合，是锻炼行为和医疗行为相结合，即用体育运动治疗方式代替药物临床，达到身体康复的效果。体医融合的本质内涵要在我国全民健身与全民健康的语境下理解，是将优质的体育健康资源和先进的医疗健康资源相融合，从而实现健康促进资源的优化配置。具体来说，就是把体育技术、医疗技术等多项健康促进手段综合运用到人民群众的科学健身、疾病预防以及治疗康复当中，实现健康促进的全生命周期过程。体医融合代表了运动促进健康理念逐渐成为推进健康中国建设、全面提升人民群众健康素质、实现人民健康与经济社会协调发展的重要举措。

国外学界在 1995 年就提出了体医融合的理念雏形，随着社会工业化进程的推进，人们的生活方式发生了巨大改变，肥胖、慢性疾病、老龄化、生态环境恶化等原因又给健康促进带来了更大挑战，以药物治疗为核心的卫生保健体系难以维系人类健康并且带来了高昂的经济代价。相关研究数据表明[2]，因不良生活方式引起的死亡占我国总死亡原因的 86.7% 以上。肥胖、缺乏运动已经成为阻碍人类健康的重要威胁。芬兰、美国等发达国家在预防控制疾病方面的成功实践充分证明了体育运动在疾病防控方面具有不可替代的作用。因此，运动（exercise）也逐渐成为全世界健康专家的共同选择，随着 exercise is medicine（运动是良医）概念的提出，更多学者参与到体医融合的研究当中。生理健康方面，体育运动可以维持健康成年人的心血管系统和肌肉健康，对减少冠心病、肥胖、2 型糖尿病和其他慢性病的罹患风险有重要作用；心理健康方面，心理健康医生整合身体活动的方式开具运动处方或给予身体锻炼上的鼓励可以有效缓解青少年的抑郁和焦虑症状；从经济学角度看，通过科学健身可改善身体素质，有效预防疾病从而减轻医疗支出。运动促进健康的观点已在学术界得到广泛认同。

由此可见，体育应当承担起守护中华民族健康的时代责任，与医疗一起共同促进人民群众健康。体育手段具有非医疗手段的经济便捷性，而医疗手段可以为体育提供医务监督及科学化指南。因此，当下的体医融合应具备以下四个属性。

一是运动的安全性。运动过程中的安全性包含多种因素。单从运动的机体来看，剧烈运动将直接影响心脏、肾脏等器官的机能安全，引起血糖、血氧超出正常值域并导致肌肉伤病等运动安全问题。比如，因剧烈运动引起的心源性猝死屡见不鲜；由运动强度过大引发的横纹肌溶解症也时有发生。运动安全问题的新闻报道，尤其是在互联网络媒体发达的今天，导致很多亚健康群体尤其是慢性疾病患者不敢参与一定强度的体育锻炼，社区医生也因缺乏运动方面的技能，不敢对患者进行锻炼指导，因此，医生所开具的运动处方等非医疗手段也都无法顺利实施。

二是运动的有效性。运动的最终目的是实现健康的正向促进，通过身体超量恢复机制达到机体功能的改善，从而降低疾病发生率，或者实现疾病治疗、康复治疗的目的。运动的效果具有延后性，需要在循序渐进的过程中不断持续才能充分发挥其效果。如何采用定量的标准来确保运动对机体的持续效果？选择何种技能指标来显示身体机能的改善状况？仅仅通过体育科学或者医学的指标来衡量是远远不够的，也是不科学的。因此，通过体育技术和医疗技术的结合，可以从不同角度科学地阐释不同运动强度、不同运动项目对不同疾病的正向干预。

三是运动的持续性。冰冻三尺非一日之寒，同理，将运动作为非医疗手段干预慢性疾病，也需要在保持运动强度的前提下长时间坚持，甚至是生命全周期坚持，方能有效。运动干预的持续性不足，是影响各类慢性病康复治疗效果的最大阻碍。从治疗成本来看，运动的康复效果显著且不可替代，通过科学锻炼能够极大缩短住院时间、降低药物风险及并发症发生率。养成良好的体育锻炼习惯，不仅可以促进健康，还可以愉悦身心，满足人民的精神生活需求。同时，个性化运动项目能够提高运动持续性，进而引发运动对健康的持续效应。

四是疾病的防御性。传统中医提倡治"未"病的朴素健康促进思想，也给了现代医学理念发展提供了新思路。体医融合倡导利用各级卫生系统资源，最大限度发挥医生的话语权，深化体育干预、健康促进理念，鼓励、支持医院医生主动向"已病"病人、亚健康群体及健康人群宣传体育等非医疗手段的知识与技巧，通过向运动康复师寻求指导，以运动干预方式充分发挥体育的疾病预防效应。

二、体卫融合

2021年，国务院印发《全面健身计划（2021—2025年）》[3]强调要在深化体教融合、推动体卫融合、促进体旅融合三个方面推进全民健身融合发展。这是首次在国家政府文件当中提到体卫融合的概念。《中华人民共和国国民经济和社会发展第十四个五年规划及2035远景目标纲要》[4]更是把"推动健康关口前移，深化体教融合、体卫融合、体旅融合"放在了建设健康中国、体育强国的突出位置。2019年出台的《中华人民共和国基本医疗卫生与健康促进法》[5]明确规定，基本医疗卫生服务包括基本公共卫生服务和基本医疗服务。"卫"是公共卫生服务，"医"是医疗卫生服务，体医融合侧重于以运动治疗疾病，体卫融合则融入了通过运动预防疾病的概念。通过运动增强体质，能够预防慢性疾病的发生，进而整个社会中慢性疾病的发病率都可以下降，能给国家和个人多个层面带来很大的益处。

第二节　体医融合的历史脉络

一、国外体医融合发展

国外体医融合发展始于20世纪60年代，第二次世界大战以后发达国家纷纷建立福利型社会，高福利为发达国家人民生活质量带来巨大提升，但同时也带来了巨大隐患，即因缺乏运动导致的国民健康出现危机。世界卫生组织（World Health Organization，WHO）指出，目前人类健康的威胁主要来自恶性肿瘤、心脑血管疾病、糖尿病、高血压等。因此，"运动干预"的概念开始被学者提出，并且明确认为运动是降低"运动不足症"型疾病患病

4

率和死亡率、改善健康状况的有效方式[6]。纵观国外体医融合的发展，主要内容理论模型研究、服务模式研究、实证效果研究以及政策研究过程如下。

从 20 世纪 70 年代开始，科学家们提出一系列的基础理论，包括自我效能理论[7]、阶段变化理论[8]、计划行为理论[9]、锻炼行为生态学理论[10]等，并且成功应用到运动干预与健康促进当中，同时还将社会学、经济学理论与模型应用到体育锻炼与健康效果评价当中来进行公共健康政策研究以及运动成本效益分析。在运动健身中多投入 1 元钱，就可以在医疗中减少 7～8 元的投入。从 20 世纪 60 年代到 70 年代，美国联邦政府健康支出从 270 亿美元上升到 1 920 亿美元，涨幅达到惊人的 700%，增幅达 120%[10]。从 20 世纪 70 年代开始，美国联邦政府开始关注国民体质健康问题，部门科研机构针对以久坐为代表的运动缺乏对健康的影响开展相关研究，并通过实证研究证明了体力活动对健康促进的积极作用。因此在国家层面号召全体国民参加体力活动（physical activity），最终将健康与运动相关联，逐渐重视运动促进健康的多维度价值，认为体力活动不足是最大的"流行病"，把参加体力活动等同于合理膳食、健康体检等良好的生活方式，把体力活动和健康教育作为改善居民健康、提升生活质量、预防疾病、节省国家医疗开支和实现国家公共卫生目标的重要举措。美国卫生与公共服务部（United States Department of Health and Human Services，HHS）于 1979 年发布了《国民健康：健康促进与疾病预防报告》，首次把体力活动纳入国家健康促进计划，把运动健康促进纳入"预防优先"（prevention priority）政策。

1980 年，美国政府颁布了《健康公民 1990》计划，正式将运动上升为国家健康战略，并纳入健康管理体系，将体力活动作为健康促进的重要方式。在此之后，每隔 10 年都会颁布一次"健康公民（healthy people）计划"，运动作为《健康公民》的重要内容在全美得到推广。20 世纪 80 年代后，随着"健康公民计划"的实施，美国出现一大批关于体力活动、健康体适能与慢性疾病、心血管疾病以及全因死亡等的研究成果，运动与健康之间的关系也得到进一步探索。20 世纪 90 年代后，随着有关运动缺乏对身体健康影响的研究和证据越来越充分，1995 年，美国运动医学学会（American College of Sports Medicine，ACSM）和美国疾控中心（Centers for Disease

Control and Prevention，CDC）联合出版了第一部关于体力活动与健康促进的指南——《体力活动和大众健康指南》，标志着运动体医融合理念得到进一步认同。进入 21 世纪后，美国出版的两版《美国膳食指南》都提出积极参与运动来促进国民保持良好的身体状况，并给出了从事体力活动的具体标准，在此基础上，美国将《体力活动和大众健康指南》修订为《美国体力活动指南》，确立了适合所有人群的体力活动指导目标。2007 年，美国运动医学学会（ACSM）把"运动是良医（exercise is medicine）"作为解决公共卫生问题的促进行为，鼓励医生将体力活动作为基本生命体征纳入问诊的内容体系，其目的是通过体力活动来预防慢性疾病、促进国民身体健康，并且该学会还通过建立门户网站向国民提供科学健身知识。经过多年的探索实践，美国逐步确立了运动健康促进的理念，体力活动最终成为健康维护与疾病预防的重要途径。

二、国内体医融合发展

随着我国"健康中国"战略的提出，国民的健康观念由"以疾病治疗为中心"向"以健康促进为中心"转变，维护和促进国民健康，已经不单单是国家卫生部门和计生部门的工作，更离不开多部门和全民的积极配合和主动参与。因此在这样的大背景下，体育部门与医疗卫生部门适时引入了体医融合这一新的理念。

1952 年 10 月，毛泽东同志为中华全国体育总会成立大会题词"发展体育运动，增强人民体质"，明确体育运动是增强人民体质的重要途径，从此激发了广大人民群众开展体育运动的积极性、主动性和创造性。从此以后，我国群众性体育运动一路向好发展，人民的健康水平也一路提高。

1995 年 6 月，国务院颁布《全民健身计划纲要》，对社会主义市场经济制度下的体育体制进行改革，为全国各地广泛开展群众性体育活动提供政策导向。与此同时，2010 年 2 月、2011 年 3 月和 2016 年 6 月，国务院先后颁布了《〈全民健身计划纲要〉第二期工程（2001—2010 年）规划》、《全民健身计划（2011—2015 年）》以及《全民健身计划（2016—2020 年）》，从而保证了全民健身工作的持续性和政策的延续性。

2014 年 2 月,《国务院关于加快发展体育产业促进体育消费的若干意见》颁布,要求"促进康体结合",具体途径包括"加强体育运动指导,推广'运动处方'"和"积极研发运动康复技术"等,其中也体现了体医融合的思想。2016 年 7 月 13 日国家体育总局发布的《体育产业发展"十三五"规划》[21]强调,推动体医结合,积极推广覆盖全生命周期的运动健康服务,发挥中医药在运动康复等方面的特色作用,发展运动医学和康复医学。

2016 年 8 月,习近平总书记在出席全国卫生与健康大会时提出,要"推动全民健身和全民健康深度融合"[12]。同年 10 月,国务院印发的《"健康中国 2030"规划纲要》[22]明确提出:要"加强体医融合和非医疗健康干预",通过"建立完善针对不同人群、不同环境、不同身体状况的运动处方库,推动形成体医结合的疾病管理与健康服务模式,发挥全民科学健身在健康促进、慢性病预防和康复等方面的积极作用"。《"健康中国 2030"规划纲要》中明确提出了体医融合和非医疗健康干预的理念,同时指出了具体的实施方法、干预模式和干预目的等。

2016 年 11 月,国家卫生和计划生育委员会、教育部、财政部等十部委联合颁布《关于加强健康促进与教育的指导意见》,文件强调:"加强健康促进与教育,提高人民健康素养,是提高全民健康水平最根本、最经济、最有效的措施之一。"该意见确定了"到 2020 年,健康生活方式和行为基本普及并实现对贫困地区的全覆盖……全国居民健康素养水平达到 20%"等主要目标,提出"加强全民健身科学研究,推进运动处方库建设",要"建立'体医结合'的健康服务模式,构建科学合理的运动指导体系,提供个性化的科学健身指导服务,提高全民健身科学化水平。"

2017 年 2 月,国务院办公厅印发的《中国防治慢性病中长期规划》提出:开展个性化健康干预……促进体医融合,在有条件的机构开设运动指导门诊,提供运动健康服务。

2017 年 4 月,为加强体医融合和非医疗健康干预的研究与实践,国家体育总局体育科学研究所成立了体医融合促进与创新研究中心。该中心以贯彻落实健康中国为目标,开展体育与医学融合相关政策、理论和技术等创新性研究,以达到推动体育产业与健康产业对接。

2017 年 5 月，国家体育总局与国家卫生和计划生育委员会联合召开体医融合工作座谈会，时任体育总局副局长赵勇强调体医融合势在必行、迫在眉睫，要以关键环节突破带动体医深度融合。同年 11 月，北京市卫生和计划生育委员会与体育局签订《"体医融合"战略合作框架协议》，标志着北京市将启动实施体医融合战略。

2017 年 12 月，"中国医体整合联盟"由国家体育总局科学研究所牵头成立，成为国内首家可为医疗系统和体育系统提供融合合作和服务保障的联盟，联盟吸纳了国内外医学系统和体育系统的重要专家和机构，同时整合国内主流医疗和体育资源以致力于"健康中国"建设，中国医体整合联盟的成立，标志着体医融合由战略规划进入实质性发展阶段。

2018 年 2 月，北京健康管理协会体医融合分会成立，该分会将重点宣传贯彻落实《"健康中国 2030"规划纲要》[22]等国家层面的政策法规，推动体育运动与医疗结合、体育与医学融合发展，并研究健康管理相关政策、理论、技术创新以及标准化服务模式。

2019 年 7 月，国务院印发《关于实施健康中国行动的意见》等文件，明确了健康中国行动的指导思想、基本原则和总体目标，为确保健康中国行动得到有效的落实，成立了健康中国行动推进委员会并印发《健康中国行动（2019—2030 年）》[25]，明确提出："构建科学健身体系……推动形成'体医结合'的疾病管理与健康服务模式"。

第三节　体医融合的发展现状

一、政策和制度逐步健全

国家层面上，国务院颁布了《关于加快发展体育产业促进体育消费的若干意见》，文件主张"推广运动处方、促进康体结合"的重要理念，指出医疗与体育事业今后的发展方向为结合化发展。在《"健康中国 2030"规划纲要》[22]中明确了体医融合在健康中国建设中的功能定位，正式提出要将体医融合渗透进全民健身体系各个方面。《中国防治慢性病中长期规划（2017—

2025 年)》指出"促进体医融合，在有条件的机构开设运动指导门诊，提供运动健康服务……探索开展集慢性病预防、风险评估、跟踪随访、干预指导于一体的职工健康管理服务"，明确了在慢性病防控中体育的重要作用以及体育在预防和缓解慢性病方面的操作方法，同时也为体育等非医疗健康干预进入医疗机构提供了政策依据。《中华人民共和国基本医疗卫生与健康促进法》[26] 中提到："加强全民健身指导服务，普及科学健身知识和方法"，该法律的发布给体医融合的实践提供了法律的护航。由此可知，我国有关体医融合的政策已经逐渐系统完善。

地方层面上，各地地方政府相继落实体医融合政策，并相应出台了多项专项政策制度，如《扬州市关于进一步深化体医融合工作的实施意见》《云南省体医融合建设工作方案》《2021 年江苏省体医融合重点工作任务》等政策。在服务标准体系方面，《北京市体医融合机构服务规范》《山东省体医融合服务标准化工作指南》《广西医疗机构体医融合服务规范》等地方标准纷纷落地，重新规定了体医健康服务的基本要求、服务项目和服务质量的标准。在机构建设和资金投入方面，地方体育局会同卫生健康委员会和医保局也颁布了如《江苏省运动促进健康中心建设试点单位专项资金管理办法（试行）》《江苏省体育运动专科医院建设标准》《江苏省运动促进健康机构建设标准》等一系列政策制度，其中江苏省体育局和卫生健康委员会联合发布《关于促进体医融合发展意见》，明确安排了江苏省体医融合的总体目标、重点任务、保障措施；在《江苏省关于新增、完善部分医疗服务项目价格的通知》中明确提出将体医健康服务项目纳入医保范畴，指明由运动医学科医师为从事体育锻炼者或病人制订个性化运动处方，并对其进行运动指导；广西壮族自治区体育局、卫生健康委员会联合印发《关于促进广西"体医融合、资源共享"实施意见》，通过构建 7 个任务项目 19 个指标、64 项任务清单，明确了工作的目标、内容、措施以及主体、分工等。

分析各个政策的体医融合部分可以发现：国家层面推行体医融合服务模式主要是着重发挥疾病预防与康复、体质促进等健康功能，主要方式是开具运动处方。切实的政策供给为我国体医融合模式的推行提供了强有力保障，高效地促进了我国体医融合服务模式的发展，尤其是中央政府对体医融合顶层设计的完善使得我国体医融合服务模式在发展过程中有了克服各方融合阻碍的信心和底气;地方政策性提供的场地、资金筹措和相关的人才保障计划也极大地提高了市场的积极性,激发并保持了市场活力。

二、机制和平台不断完善

有力的支撑平台与机制建设有利于体医融合的顺利推进。伴随着体医融合工作的不断成熟,其机制和平台不断完善,逐步打造了包括政府协商、知识共享、技术转移、人才培养的融合机制体系,同时建构了相应平台。

第一,政府协商机制。2017年5月,国家体育总局与国家卫生和计划生育委员会联合召开了体医融合工作座谈会,时任国家卫生和计划生育委员会副主任王贺胜出席会议。在会议上,时任国务院全民健身部际联席会议办公室主任、国家体育总局副局长赵勇强调,体医融合的趋势势在必行、迫在眉睫,要以关键环节突破带动体医深度融合,让老百姓不得病少得病。随后山东省、江苏省等地方政府的省体育局与省卫健委积极响应国家号召,相继成立体医融合试点工作协调和领导小组,并设立工作办公室。第二,平台共享机制。通过成立体医融合学会组织,举办高峰论坛和建立联盟等支撑平台,开展体医融合对话交流和技术展示活动。第三,技术转移机制。一是组建体医融合协同创新中心、研究院和实验室,围绕科学健身、主动健康、疾病预防、康复治疗等重点领域,开展重大基础理论研究,推动关键核心技术攻关,促进成果转移转化,如国家体育总局体育科学研究所"体医融合促进与创新研究中心"、山东省体医融合研究院等。二是开展体医融合示范区建设,发挥试点地区组织制度创新的优势,为体医融合的深入推进提供可复制、可推广的经验,如北京海淀区"体医融合示范区"、厦门市思明区"体医融合示范社区"等。第四,人才培养机制。通过建立体医融合教学实习基地、运动处方师培训基地,培养体医复合型人才,如南京医科大学附属脑科医院体医融合教学实习基地、北京体育大学运动处方师培训基地等。

世界卫生组织结合发展中国家的卫生体系和人群健康状况提出了慢性病创新照护模型(innovative care for chronic conditions framework,ICCC)。其以ICCC模型为理论基础,结合实践经验,基于行为社会科学的理论框架，该机制的主导力量为政府机关，将社区作为基本执行单位，充分调动社区内外的服务力量，共同推进体育、医疗的协同发展。该机制包含政府层面、社区层面和居民层面三个层面的要素。宏观的政府层面上，政府通过制定社区体医融合发展的整体规划和规章制度，根据社区体医融合的需求提供资金，设立专职的部门进行基层体医融合的管理。中观的社区层面上，不断完善社区内部的基层组织与社会组织，充分利用社区资源，全面提高社区服务水平，整合现有体医社区资源及社区服务，提高社区内居民的舒适度和满意度。微观的居民层面上，居民在政府层面和社区层面的推动和感染下，逐渐形成较为成形的、正确的体医认知，从而自主地、积极地参加社区活动，促使居民在与体医融合的接触中获得丰富的情感体验，从而得到自我获得感，提升幸福感。

2020 年 9 月，习近平总书记[31]在教育文化卫生体育领域专家代表座谈会上指出："健康越来越成为人民群众关心的重大民生福祉问题……让广大人民群众就近享有公平可及、系统连续的预防、治疗、康复、健康促进等健康服务。"近年来，青少年亚健康现象日趋严重，中年人慢性病患病率高，人口老龄化加剧……一系列健康问题亟待解决，全民对健康的关注程度不断增加。大数据时代，不少科技人才正设想利用高速发展的数据网络等技术，打造"互联网＋"线上线下相结合的社区体医融合健康服务平台，构建现代化的健康管理与疾病预防模式，促进科技、医疗、体育三方协同融合发展，从而提高全民健康水平，进一步落实健康中国这一远大目标。

三、推进路径和模式逐渐清晰

体医融合实践离不开不断完善的机制和有力的平台支撑，在政府推动和市场驱动这两条发展路径持续探索和推进之下，逐渐演变成了以下几种发展模式。

科室为主型模式是指在医疗部门的管理指导下，利用医疗机构内的医疗资源开展运动促进健康的一种服务，它主要分为两种形式开展。一种形式是在省、市、县设立运动干预中心、运动康复室等，服务对象多为康复患者，并将运动处方纳入专科医疗服务体系当中。运动康复为主型模式大多是社会力量和社会团体为主导的,具有营利性质,有偿提供体育运动指导和运动康复相关的服务。尽管我国的康复运动起步较晚,但发展势头不容小觑,有很可观的发展前景。另一种形式是在社区卫生服务中心、镇卫生院内设立运动促进健康站,将科学健身纳入全科医疗服务体系,服务对象多面向高风险人群和慢性病人群,如今最有代表性的例子为南京市栖霞区迈皋桥社区卫生服务中心依托慢性病健康管理门诊试点开设的运动促进健康站,是在体育部门的管理指导下,针对健康人群预防保健的需求,通过社区内设立的国民体质检测站点,将国民体质检测纳入全民健身公共服务体系中。

2017年4月,国家体育总局"体医融合促进与创新研究中心"成立会议召开,成员由国内外体育领域、临床医学领域、公共卫生领域等专家学者组成,共同针对体医融合的政策导向、人才培养、理论发展与实践探索等方面进行深入交流。中心主任郭建军认为,体医深度融合要从三方面入手:第一,体与医要在技术上发挥各自的优势;第二,要充分利用体育系统的政策、场地与人力资源;第三,要形成并大力宣传体医融合健康促进的观念与思想。该中心的成立标志着体医融合探索从此走上规范化道路。紧接着在同年12月,"中国医体整合联盟成立大会"在北京举行,大会上各方面的专家学者交流分享了有关非医疗健康干预、体育的健康促进功能、运动处方的普及与推广方面的看法和观点。这些研究中心和联盟的建立,代表了政府部门以及政府授权组织在普及宣传体医融合、市场化服务模式探索上的重大作用。

在平台完善这一环节中,《"健康中国2030"规划纲要》[22]中明确提出"建立完善针对不同人群、不同环境、不同身体状况的运动处方库,推动形成体医结合的疾病管理与健康服务模式"的观点。其中所提及的运动处方的建设包含运动处方内容系统、运动处方师培训认证系统和运动处方应用平台系统这三个主体部分。运动处方内容系统的理论体系目标在是三个阶段完成健康人群运动处方、慢性疾病人群运动处方、疾病风险人群运动处方、发展性障碍人群运动处方和身体活动功能受损人群运动处方等五大类处方的研究;运动处方师培训认证系统是培训和考核运动处方师的。为了培养高度专业的运动处方师,首个运动处方师培训基地由中国体育科学学会承办建造。

运动处方应用平台系统是运动处方师利用运动处方内容系统的核心数据资源服务处方需求对象的基础载体，由数据库、数据交换接口、人机交互程序、业务支撑系统、技术标准体系组成，它能够满足体医融合服务的基本需求，且有助于连通医疗与健康数据，完成数据共享，有助于体医融合的长久发展。

在供给侧结构性改革这一大背景之下，市场主体的作用很大，能够提高我国体医融合的资源配置效率。医疗健康服务市场并不是一个完全竞争市场，既要发挥医疗卫生资源促进健康的作用，又要提高资源配置效率，避免医疗资源过度使用，要形成满足居民的健康需要、符合社会发展水平的体医融合服务模式体系。

第四节　体医融合的影响因素

一、政策支持：提高全民身体素质

政策支持是体医融合高质量发展的顶层驱动力和根本保障。从国家及各地颁布的文件不难看出，良好的体医融合政策环境正在逐步形成，党和国家从促进国民体质健康和维护社会稳定发展的战略角度考虑，持续推进和落实体医融合，发挥政治决策的引领作用。党的十九大报告中明确提出"实施健康中国战略"，提出完善国民健康政策，真正为人民群众提供全面化、便捷化的健康服务；2019 年 7 月，国务院成立健康中国行动推进委员会，按年度研究部署健康中国行动推进的重点任务，对健康教育和重大疾病预防、治疗、康复、健康促进等提出指导性意见，协调推动各地区各相关部门的工作落实。在当下各个网站，以"体医结合""体医融合"等为关键词进行检索，发现在 2016－2021 年间共发布了 17 个政策文件，这些文件大多是以服务、健康、运动为核心词，国家对体医融合工作的部署围绕着部门主体、实施内容、发展方法及受众人群这几个方面来展开。

通过对国家及 27 个省市区上百份有关体医融合的文件解读和分析来看，虽然良好的政策环境形成指日可待，且各地对体医融合的实践也有条不紊地落实中，但专门有关体医融合的政策尚未颁布，相关的政策大都是以间接提及或者部分组成的形式出现在其他政策、法规、意见、计划等文件当中，而且有关具体的落地措施的文件并不多，即中央的政策颁布与实施具有"高位推动"特征，但实际落地成效有待提高，存在指导尚不明确、创新性不高等缺点；另外，体育与医疗系统之间政策制度的联结度低，并未实现协同发展，呈现明显的部门化、条块化等特征，严重影响耦合效应。综合来看，体医融合顶层设计系统性并不强，政策法规体系亟待完善。

二、新时代新需求：公众健康需求与日俱增

从古至今，如何保持健康一直是公众长期追求的目标，在不同的社会和不同的历史条件下存在着不同的健康管理，同一社会的不同时期也会有不同的健康观。在 2016 年的全国卫生与健康大会上，习近平总书记提出："把以治病为中心转变为以人民健康为中心……推动全民健身和全民健康深度融合。"[12]这句话推动了传统健康观的变化。我国早期的健康观主要是以医学治疗为主导的观念，这种观念倡导的是医学在健康理念的绝对权威地位，认为发展临床医学是保持健康的唯一路径，虽然也有人认为锻炼可以促进身体健康，但这仅仅是作为个体自由选择的一个健康的影响因素，并不起到关键作用。直到近几年，政府和新闻媒体在社会上掀起了"以健康为中心"的健康观风潮，主要提倡达到健康的途径并不是仅仅依靠简单的治病吃药或是临床医学手段，体育促进健康的地位开始逐渐升高，促进了人们的健康价值理念的转变，人们开始积极参加体育锻炼活动。渐渐地体育锻炼成为最受人追捧的时尚的健康生活方式，拉高了群众对体医融合服务的需求，从而进一步地推动了体医融合服务模式的建立，丰富了群众体医健康服务的产品供给。

当前，我国经济稳步发展，人民的生活水平也逐步提高，人们开始注重"健康"投资，越来越多的居民在健康方面的消费支出转向疾病预防、健康管理方面。对生活质量的高质量追求、健康服务的个性化追求、高获得感和幸福感的追求等说明了民众对健康服务的多元化需求，这也向健康服务提出了更高的要求。当前社会，老龄化现象、慢性病人群数量增多、老年人疾病高发这一系列问题日益严重，上至国家、社会，下至个人都对体育与卫生融

合的新型公共健康服务有迫切需求，如今我国大众健康服务需求已经产生了结构性的变化：现阶段，我国部分居民用于健康服务的消费已不再局限于单一的医疗行业，而是逐渐转向具有功能替代性的体育服务行业。

三、观念落后："重医疗轻运动"现象普遍

受传统教育和社会观念的影响，部分居民的健康观念仍停留在"有病治病"的阶段，多数居民长期受制于"头痛医头，脚痛医脚"的传统"治已病"的思想，对于"体育锻炼＋医学治疗"的健康融合模式认知度不足，刻板地认为医疗卫生的作用就是治疗疾病，而体育锻炼的用途仅仅是锻炼身体，使得体育和医疗两者之间构不成共生理论基础，导致民众对于体医融合理念的接受程度普遍不高。因此，体医融合是一场健康观念意识的革命。民众对体医融合的不充分认知，导致体医融合发展的自身驱动力不足、意识不强、道路不畅。

通过已有研究发现，社区居民对体医融合的认识还不够深刻，多数慢性病患者并未真正认识到体医融合对心血管疾病、睡眠障碍等的预防作用和控制作用，仍将药物治疗作为控制慢性病发展的主要手段。一直以来我国相关机构对体育促进健康的宣传不到位，导致人民群众对于体育促进健康的思想认识不足，最终致使部分人民群众对于体医融合领域出现认知空白。而且，目前过度依赖医疗的现象在我国非常普遍，原本慢性病的治疗和康复可以依靠体育锻炼慢慢缓解直至痊愈，但是大部分人和机构为了快速达到疗效、减轻精力投入，多选择药物和手术的治疗手段，并不推崇运动处方，使患者的医疗消费逐年提高。少数违规的医疗部门和机构存在"开大剂量药、做无关检查"的不良现象，以此坑骗患者的医疗费用。部分医生和人民"重医疗轻运动"的落后理念造成了在体医融合推行过程中体育的价值作用被弱化甚至被忽视，一定程度上影响了体医融合的实施效果。

其实，我国自20世纪末以来，医疗卫生事业已经获得可喜的进步，很多医疗领域和医疗设备已经达到世界领先水平，但体医融合的落地推进还存在一些困境，人民群众的落后观念亟待扭转。有医师专家曾提及"目前随着社会的高速发展，人民群众已经初步意识到运动的重要性，很多人会在空闲

时间参加一些体育锻炼，但是很多人并不知道自身究竟适合什么样的运动，只是盲目跟风运动，大多数人对体育与健康的关系还缺乏科学和系统的理解。尤其在互联网发达的时代，网络上会曝出'锻炼不当所造成的不良后果'等负面新闻，这增加了很多人的恐慌，人们害怕自己因为不合理运动、不正确运动而损伤自身。因此就造成了一个很矛盾的现象，即大众意识到体育锻炼的重要性，但并不明确自己到底适合怎样的运动和怎样运动，从而一直停滞不前，陷入长期迷茫当中。"

四、市场矛盾：健康服务供给与需求不匹配

由于目前我国慢性病患病率的一路走高，群众渐渐意识到了体医融合的重要性，对相关健康服务需求变大，但因为我国现有的体医融合服务机构并不多，运营承载力较低，而且体质监测、健康状况评估等等流程周期通常比较长，难以满足当下患者的需求量。除此之外，很多社区、健身房和运动康复中心等体医融合服务相关机构常常受限制于规模和场地，日均可承载客流也十分有限。有研究表明，经常运动的人每年至少造成一次运动损伤的概率可高达85％以上，更何况我国作为人口大国，每年运动损伤的隐形人数更是无法估计，但以我国现存的体医融合服务模式显然远远无法满足群众的需求。虽然北京、上海等地区已经陆续开展体医融合相关服务模式的试点工作，但因为项目仍处于前期阶段，运营成本较高，所以试点多在经济发达的沿海地区。其余经济欠发达地区，尤其是中西部偏远地区，其体医融合服务模式的建设工作仍处于待开发的空白阶段。即使是已经开始投入运营的地区，由于对体医融合服务领域缺乏深刻的研究，部分机构只能提供最基础的体质检测和相对笼统的运动建议，对人民健康加以维持的作用极其有限，实质发展程度远远不及群众日益增长的对身体健康的需求；虽然三级甲等医院基本都开设康复相关科室，但服务对象都只是面向术后患者，而且科室的面积规模也较小，配套的设施和专业的医生也有限，较难满足大规模的慢性病患者，也不能满足群众对健康的需求。

《"健康中国2030"规划纲要》[22]提到：要"发展健康服务的新业态"以及"积极发展健身休闲运动产业"。但如今我国体医融合实体产业的发展实

际上并不乐观，由于缺乏政府和市场的正确引导，市面上的一些相关的实体产业存在"望而却步"的现象，健康服务的市场长期消极不振，又加之不足的引导动力，导致体医融合相关产业发展不良，健康服务供给与群众需求不匹配。科研创新是体医融合产业蓬勃发展的驱动力。当前，针对慢性病人群的运动处方尚未颁布推广，实施细则也亟待完善，迫切需要将"运动处方库"成果进行转换，并进行大样本的人群验证，形成科学化的中国运动处方官方指导方案。除此之外，还需要建立精准化的健康评估与追踪体系，以此来解决运动评估和干预中"精准化"不足的难题。

五、人才缺失：复合型体医人才短缺

体医融合相关的专业人才应该是既学习了体育教育，又接受了医疗卫生系统教育的复合型人才。首先从培养体系上来看，放眼当前的高等教育体系中，绝大多数高校设置的相关专业并未深刻达到"体"和"医"融合的要求，导致所培养出来的所谓体医融合专业的人才并不专业，且不同类型的高校所培养出的人才质量参差不齐，专门的体育院校的毕业生会存在体育知识的掌握优于医疗知识方面的现象，而专门的医学院校所培养的学生则存在医疗方面知识的掌握优于体育知识的现象，体育和医疗知识不能达到很好的平衡，体育与医学领域都只关注到本学科内部的素养和提升，对于跨领域、多学科的知识学习与技能培养还不够重视，人才培养机制紊乱，体育和医疗的高等教育系统是培养体医融合人才的主要机构，因为话语体系的不同和运行机制的差异，导致其人才培养时矛盾突出，难以统一，进而导致人才培养与需求互不匹配，长期以来无法解决，矛盾累积，导致了我国体医融合服务模式的人才缺口与结构性矛盾；除此之外，如今开设体医融合相关专业的高校十分有限，并且由于毕业的学生的实践技能普遍薄弱，招生数量也在持续减少。从专业资格认定上来看，人社部并未将运动康复师、物理治疗师、健康管理师等职业纳入国家职业资格目录，无法保证从业人员的合法资质，尤其是得不到国家卫生保健系统的认可，加剧了体医融合人才短缺的矛盾。从就业实践上来看，2015 年我国康复医师占基本人群比例约为 0.4 : 10 万。而欧美、日本等发达国家康复治疗师人数一般为每 10 万人口 30 人至 70 人。

就业人数极少，且在就业人数里，研究生及以上学历的人仅占 5.0%，这些高学历人才大多在大医院和科研机构工作，一些基层社区的体医健康模式缺少专业人才。

社区体医服务包含体育、运动技能、医疗卫生、社区公共管理等多方面知识，因此相关行业和机构急需医疗人才、体育人才与社区服务人才，这些人才都是我国人才培养的重点，但实际社区体医服务的人才和服务还远达不到社区体医服务队伍所需的体医复合型人才标准。而且社会大环境之下"体与医互相不干涉"的潜规则根深蒂固，体医专业人才匮乏已然成为现实，并渐渐地成为体医融合发展道路上的绊脚石。

第五节　体医融合的社会价值

一、强健体魄，提高居民身体素质和幸福指数

世界卫生组织把缺乏运动列为威胁人类健康的第四大因素。随着经济发展和社会进步，乡村老年人的疾病谱发生了显著变化。目前与生活方式相关的慢性非传染疾病已成为影响乡村老年人健康的最主要疾病。据调查统计，目前我国慢性病患者已超过 2 亿人。老年人慢性病患病率为全人群的 4.2 倍，且人均患有 2～3 种疾病。2003 年我国 65 岁以上老年人的慢性病患病率为 53.88%（城市 77.71% vs 农村 39.17%），2008 年增长至 64.54%（城市 85.18% vs 农村 52.39%）。[13]老年人因慢性病的问题导致自身身体素质、机能的逐渐下降。由于慢性病本身所具备的潜伏期长、治疗时间久、医疗治疗消费高等问题，会导致老年人在经济方面产生一定的压力，从而在心理方面会造成一定的压力，这就降低老年人的生活幸福指数。此外，老年人身心健康状况对其日常生活能力等也具有重要影响。

基于以上存在的现实问题，开展体医融合项目有利于强健老年人的身体素质，并提高他们的生活幸福指数。

体医融合服务可以说是在医疗中融入体育运动的元素。从原本的光靠医疗治疗到如今通过医疗提早筛查老年人的病症，从而做到提早预判，并在老

年人的日常生活中提供合理的体育运动方案，以预防、缓解、改善病症的发生。首先，体医融合的定期筛查能够及时检测老年人身体的各项指标，给老年人提供清晰明了的数据，让老年人能够及时意识到身体存在的问题并注意问题的发生。其次，体医融合将医疗和体育两者结合，能够给老年人对症下药。一方面从药物上加以治疗，另一方面，针对慢性病这种需要日常加以管控的，辅以合理的饮食和规范的运动。老年人需要有专业的人在生活中给予帮助，这时体医融合提供的运动帮助就能在日常生活中起到有效的作用。此外，在老年人运动的过程中辅以医疗检测系统，如运动手环等，能够随时监测老年人的身体状况。在医疗和体育的双重保障下，老年人不仅能够在日常生活中加强对身体的关注预防疾病的到来，还能提高治疗的效率，提高身体素质。

老年人心理问题的形成和发展一般具有隐蔽性特征，心理变化有时难以被家庭成员和外界察觉，直到心理问题对正常生活造成严重的影响时，才被关注与重视。而体育锻炼会给老年人的心理产生很大的影响，科学的体育锻炼能够使老年人的心理状况得到改善。体医融合能够强健老年人的体魄，使得老年人对身体状况方面的担忧减少许多。身体得到改善也就不再需要高昂的治疗费用，老年人在经济方面的担忧压力也会随之减少。同时，体医融合服务是一个大众的服务，很多老年人会聚在一起进行运动训练。老年人能够通过参加运动结交到更多的好伙伴，能够有朋友可以聊天，这也极大地减少了老年人的负面情绪，得到身心的愉悦，从而提高老年人的心理健康水平。

二、提供就业，整合人才资源并促进人才回流

目前，我国大学生存在着就业难的问题。智联招聘网站最新发布的《2024 年大学生就业状况分析报告》数据显示，2024 年度高校毕业生高达 1179 万，普通本科院校的硕士及博士毕业生就业率仅为 33%，比去年降了 17%，本科生就业率为 45.4%，比去年下降 2.1%。而因就业岗位与毕业生供需存在矛盾、学生知识结构相似等问题，大学生就业逐渐困难了起来。与此同时，目前乡村存在着人才资源匮乏的严重问题。因为乡村存

在着资源短缺等很多现实问题，很多外出学习的大学生宁可在大城市打工也不愿意回乡就业，这也导致了乡村人才匮乏，不利于乡村的发展。

针对以上痛点和难点问题，乡村"体医融合"服务正好能将短板和缺口衔接起来。在乡村开展体医融合服务，就在医疗、体育这种传统的人才，以及医体综合等新型的人才这一方面产生巨大的需求。在新型模式的推动和资源整合的前提下，乡村体医融合能满足各方面人才在资源方面的需求，同时提供具有良好条件的就业岗位。在体育院校和医学院校的共同培养下，可以培育具有体育知识和医疗知识的新型复合人才。

体医融合服务在各方面的开展都需要复合型人才实施与帮助。在前期的身体检测方面，体医融合的检测与传统的医疗检测有很大的不同。体医融合的检测将医疗和体育两方的检测综合起来，包括常规的医学检测、身体成分测试、运动心肺耐力测试、身体姿态检测、骨密度检测、关节柔韧性检测、肌肉耐力测试、身体素质测试、运动评估风险、特色检测项、专家咨询或问诊等环节。在这个检测中就需要能够正确使用测试仪器、分析身体各项指标数据的人才对村民进行专业的陪同，以做到全面正确的检查。在制订改善慢性病计划时，要从饮食和运动两方面进行有针对性的设计。饮食方面，则需要有医学知识的人才，根据村民身体的各项指标进行设计；运动方面，需要有体育知识的人才，根据村民身体数据和存在的问题进行设计。在开展干预性训练时，也需要医护人员在旁陪同，以防村民在运动过程中发生意外伤害，当发生伤害时也能及时进行救治。

在复合型体医融合人才的培养体制下，能够有效地为大学生提供更多的就业岗位，同时引进人才，促使人才返乡回流，将体育方面的人才和医疗方面的人才更充分地整合。人是发展的第一动力支持，体医融合能够推进人才的整合回流，将成为推动未来乡村建设的强有力的后盾支持。

三、改善观念，促进体育资源和医疗资源的合理利用

在传统的观念里人们并没有将体育锻炼放在重要的位置。身体上的不舒服往往会依靠看病以及药物的治疗。特别是在乡村地区，人们的生活习惯已经根深蒂固，他们往往会因为健康意识不够而忽略平常自己的身体状况。总

是会抱着不看病、不体检就没问题的心态去生活。而慢性病等非传染性疾病的危害就在此刻凸显了出来。不科学的生活习惯、不重视的心理态度往往会导致慢性病的恶化，使得人们产生更多身心上的伤害。

目前，调查资料表明[15]，有52.45%的男性老年人，以及68.3%的女性老年人从不参加体育锻炼。可见有不少老年人健康意识淡薄。还有许多人不参加体育锻炼的原因是对体育锻炼不感兴趣、家务繁重没有时间、没有提供场地、缺少指导等。

体医融合服务不仅给人们检测身体，提供干预性训练的指导计划，还会给人们开设科学健身大讲堂活动，宣传"运动是良医"理念，让人们在观念上有所转变，开始重视运动并逐渐地热爱运动。与此同时，提供给人们一些科学合理的运动知识和饮食知识，方便人们在日常生活中能够重视，并学会如何科学合理地进行运动和饮食，从而养成良好的运动和饮食习惯。

在推进人们转变原有陈旧观念的基础上，体医融合服务能够促进医疗资源和体育资源的整合利用。人们的观念转变后就不会局限于药物的治疗，而是同时重视体育运动。在参加体医融合服务时，既会用到医疗仪器检测医疗指标，也会用到体育仪器检测身体素质指标，这就需要将各方资源整合到一起，而不再是分散的个体，从而达到"1+1＞2"的成效。

四、打造场景，助力未来乡村健康场景的形成和发展

未来乡村健康场景的打造关键在于人们的身体状况与当地的医疗水平。目前我国乡村医疗针对慢性病等非传染性疾病的治疗存在着诸多问题。在资金投入方面，数据显示[14]，我国农村医疗的资金投入约占全国医疗总投入的20%，而城市约占80%，农村的医疗投入仅为城市的四分之一。此外，在治疗方面，对于慢性病需要日常检测的特点，乡村现有的医疗条件难以做到日常管理和实时监测。

基于以上问题，体医融合服务能够整合资源，引入数字化的发展模式以助力未来乡村健康场景的打造。在人们身体素质数据收集方面，体医融合服务会将每次收集到的数据建立个人健康档案，构建国民体质监测系统，以便能够随时监控调取人们身体的各项指标，以及显示参加体医融合服务后，身

体各项指标的提升。在运动监测方面，通过给人们配备运动手环，可以实时监测人们的身体状况，以防运动时以及日常的突发事件。此外，还可在未来乡村的卫生室运用智慧医疗和智慧管理，设有云闭环、云自助、云药房、云查询等。人们刷取身份证即可进入智慧诊室，完成身高、体重、体脂、血压、BMI（body mass index，身体质量指数）、快速血糖测定等自助检查并进行互联网诊疗，在智慧药房内完成自助配药和医保结算，足不出村即可常规配药，并随时查询个人健康档案、诊疗相关信息。此外，对于一些行动能力受限的人们，卫生室还可联动时下新潮的 AI 智能随访服务，依托 AI 智能随访助手等方式，将随访提醒、健康宣教等各类公共卫生服务定向精准告知村民，实现"数据跑"代替"人工跑"，提高公共卫生服务效率。

五、营造氛围，推动全民健身和"健康中国"的建设

习近平总书记指出[17]："健康是促进人的全面发展的必然要求，是经济社会发展的基础条件，是民族昌盛和国家富强的重要标志，也是广大人民群众的共同追求。"

在未来乡村发展体医融合服务，能够从基层扎根发现问题，解决观念最根深蒂固且患有慢性疾病等非感染性疾病老年人的问题，营造一种重视体育锻炼、重视全民健身的社会氛围。体医融合作为新时代全民健康生活方式的重要途径，将改变既往的"防治分离、重治轻防"的理念，倡导"不治已病治未病"的理念，强化非医疗性健康干预在各类疾病预防、治疗、康复及健康促进等方面的积极性作用，这一服务模式将成为新时代健康中国战略落地生根的有力抓手，有效推动全民健身、健康中国战略的顺利实施。

第二章　体医融合的国际参考

第一节　美国体医融合服务模式及参考

一、美国体医融合的渊源及发展现状

作为一个福利型社会，美国曾经很好地改善了其国民的生活质量，但也对国民的健康造成了重大风险，运动不足已然成了国民健康的"头号杀手"。早在 20 世纪 60、70 年代，美国的全民医疗费用从 270 亿美元迅速增长到 1 920 亿美元，令人费解的是，同时期慢性病患者并未取得良好的治疗效果，且慢性病患病率达到高峰。在大量慢性病患者医疗费用迅速上涨的背景下，美国政府开始高度重视公民健康问题，探索了医疗保健和体育之间共享管理的途径。美国是世界上最早实施健康战略的国家。从战略高度上，美国部署了体育与医疗相结合的治理框架，实际落实过程中，美国不断利用社会的各种体制结构调整其管理计划。卫生与公共服务机构将科学化运动同健康促进结合起来，开始关注体医融合，强调运动促进健康的有效性及持续性。在体医融合的理念下，把体育运动与健康研究、医疗、饮食和健康生活方式等医疗和非医疗行动放在更明显和更重要的位置，是改善群众身体状况和提高生活质量的重要手段。

美国卫生与公共服务部（HHS）于 1979 年 10 月 17 日由时任美国总统吉米·卡特签署的教育部组织法案（PL 96 - 88）宣布成立。它是维护美国民众身体健康并为其提供公共服务的联邦政府部门，主导着民众健康与体力活动政策的制定，在制定与实施大众健康政策的同时，着眼大众体力活动标准的制定与推广。1979 年，美国卫生与公共服务部发布了《人人健康：疾

病预防与健康促进报告》，正式地引入了健康战略这一概念思想。同时，采用了运动健康促进的"预防优先"（prevention priority）策略，把体力活动融入国家健康促进计划，把体力活动贯穿于生命的全周期过程。1980 年，美国卫生与公共服务部正式发布了《健康公民 1990：预防疾病与健康促进》这一战略报告，标志着美国国家健康战略计划的正式启动。在国家的高度重视下，美国国民健康的重点从传统的疾病"治疗"观念转向了新提出的疾病"预防"，实现健康关口前移。之后，在美国卫生与公共服务部的领导下，与基层政府、民间组织、社区中心和研究机构等合作，相继出台了《健康公民 2000》《健康公民 2010》《健康公民 2020》，把体育运动作为促进医疗保健的重要方式并加以广泛推广，融合非医疗手段的体育运动与卫生医疗手段的健康策略，在国民疾病预防、增强体质等方面发挥了关键性的作用。同一时期，HHS 和美国农业部（United States Department of Agriculture，USDA）定期修订出版了《美国居民膳食指南》，为美国公民提供膳食方面的科学建议和适当运动指导。在体医融合的引入和逐步深化的基础上，关于体育活动和合理饮食的理论研究不断深化。1995 年，由美国运动医学学会联合美国疾病与预防控制中心出版的《体力活动和大众健康指南》，以及 2008 年由 HHS 发行的《2008 美国国民体力活动指南》（2008 *Physical Activity Guidelines for Americans*），将日常的体育活动摆在影响大众健康的重要位置，并在之后不断进行修订，旨在提升人们身体健康水平，提高生活质量，大大提升运动对于促进人们身心健康的意义。

2007 年初，美国运动医学学会积极倡导"运动是良医（exercise is medicine）"的理念，以体力活动生命特征为支点，通过结合体疗功能与医疗功能，由医体复合型诊疗团队根据患者的健康情况，通过医学检查、运动风险评估等，综合分析并确定运动方式、强度、频率、时间及总运动量，为患者开具精准化、个性化的运动处方，即支持临床医生与健身指导人员共同参与疾病的预防与治疗。在对患者进行药物治疗的同时，提供科学合理的健身方案陪同治疗；在患者进行保健康复的同时，实施医务监督，提供安全专业的服务保障。在医体复合型诊治下，实现"药物处方"和"运动处方"的结合，以实现疾病关口前移，有效促进民众科学化健身、饮食与治疗。2010

年，在美国疾病控制和预防中心的领导下，以及众多营利实体和其他部门的合作下，颁布了第一个《国民体力活动计划》（*National Physical Activity Plan*，NPAP），旨在努力促进美国国民的体力活动水平提升，颁布后社会反响极好。2016 年，在对 2011—2015 年《国民体力活动计划》全方位精准评估的基础上，又颁布了 2016－2020 年《国民体力活动计划》。

在多年的理论实践探索中，美国作为体医融合的倡导者和先行者，将体医融合作为在疾病治疗方面的最新理念深入推广，并逐渐形成了一套全面并能够有效运行的体医融合治理模式。

二、美国体医融合服务模式的实施策略

体医融合是将体育、医疗、卫生、教育等多个领域的知识、人才、技能结合起来，发挥医疗和体育的深度功效，促进人的健康发展，融多元主体于一体进行运营的服务模式。这种运营模式涉及各方主体的权利与职责，以及合作的利益关系等多方因素。在经过实践探索后，美国的体医融合服务模式为营造总体均衡的合作秩序，创设了针对国情的多元主体协同治理模式，来推动体医融合服务模式的开展。

体医融合协同治理，是协同治理理论在体医融合领域的具体应用，是体医融合和协同治理构成的组合概念。所谓体医融合是基于运动的安全性、有效性及持续性，把体育、医疗等多项健康技术手段综合运用于民众科学健身及疾病预防、治疗与康复中以获得健康促进的全生命周期过程。所谓协同治理，是一种多元主体合作共治的治理模式。结合体医融合和协同治理的理念，美国的体医融合服务模式基本可以分为三类：政府部门主导全局、多职能部门跨界融合、非营利组织强有力支持。

（一）政府部门主导全局型

早在 1956 年，时任总统艾森豪威尔设立了政府机构"总统青少年体能咨询委员会"，后来在肯尼迪时代，"总统体适能促进咨询委员会"取代该机构。之后，在 1968 年，"总统体适能与体育咨询委员会"（PCPFS）又取代了该机构。此外，2001 年颁布的《促进老年体育的国家计划》、2008 年颁布的《美国人体育活动指南》《青少年体育国家标准》（修订版）、2010 年联

邦颁布的《健康公民 2020》、2016 年颁布的《国民身体活动计划》（2016—2020）等政策的出台，都进一步为美国政府部门在国民体育与健康领域提供了较为权威的行动纲要和运动指南，大力推动美国政府部门主导全局型体医融合未来的发展。

（二）多职能部门跨界融合型

1980 年，自美国实施国家健康战略以来，政府、社会组织、企业等各个部门，在历时几十多年的探索与实践中，构建了主体多元化的体医融合服务平台。构成主体主要包括五个方面：发挥政府主导作用的美国卫生与公共服务部（HHS）、提供医学科学研究的美国国立卫生研究院（National Institutes of Health，NIH）、倡导"运动是良药"的美国运动医学学会（American College of Sports Medicine，ACSM）、提供体质健康信息的美国国家卫生统计中心（National Center for Health Statistics，NCHS）、提供体质活动指导的体力活动指南咨询委员会（Physical Activity Guidelines Advisory Committee，PAUAC）。因体医融合涉及医疗、体育、康复、健身、饮食等各方面内容，所以这五个主体在多职能部门跨界融合的体系下，有着有序的人员分工和明确的责任与义务，以共同促进健康工作的有序开展。

（三）非营利组织强有力支持型

美国疾病预防与控制中心（Center for Disease Control and Prevention，CDC）、美国运动医学学会（American College of Sports Medicine，ACSM）、美国临床肿瘤学会（American Society of Clinical Oncology，ASCO）等主体在促进体医融合发展与国民健康上提供了强有力的支持。疾病与预防控制中心、体力活动研究部门、公益性实体组织等民间合作组织，以非营利的性质给社会人员提供体医融合服务。在新的《国民身体活动计划》施行期间，CDC 设立专门的体育和卫生科，以持续推进各行业的跨越式发展，并在协调委员会的有效指导下，融合组建、合作等多种形式，在各理事之间形成复合的协作体系。

三、美国推动体医融合健康服务模式对我国的借鉴意义

（一）顶层设计框架，发挥政府的主导作用

"顶层设计"是依据系统论的逻辑，从全局、宏观的角度，将某个项目

的相关要素、相关层次统筹规划，从而整合有效的资源，以实现目标的方案。在中共中央关于"十二五"规划的建议中首次提出经济发展的"顶层设计"理念。同样，对于体医融合服务的发展，中国在借鉴美国政府部门主导型体医融合模式的时候，也应构建顶层设计框架。美国政府部门的顶层设计体现在，政府开发了《健康公民》项目，并推出了一系列相应的卫生方案和卫生推广举措，以加大对全民运动和保健的投入。

于我国而言，2017 年 5 月 12 日在北京召开体医融合工作座谈会，国家体育总局与国家卫生和计划生育委员会开启了以体医融合协同治理为主要内容的顶层对话，会议对体育部门和卫生部门要统一思想提出强调，要明确任务，紧紧抓住"四个共同（共同实施国民体质监测、共同培养能开运动处方的医生、共同服务群众的健身和共同发展健身康复产业）"推进体医融合的发展。因此，我国政府应该提供推进体医融合的政策支持，并出台相关政策，明确各部门的责任、分工以及合作细则，利用"上下联动"，由上到下地逐级分配任务，协同推进我国体医融合的发展。

（二）协同多元机构，构建体医融合服务平台

美国体医融合以体育、医疗和卫生等多方主体的合作为主要内容，共同建立一个健康治理合作平台，从而促进协同发展。而我国体育和医疗所属行业不同，难以在管理和服务方面做到条块化、整体化发展。因此，我国的体医融合服务应该促进体育业和医疗服务信息、资源、人才的传递与交流机制。参考美国经验，可以采取以下几条措施。

1. 制定法律法规

由政府出台一系列有关体育业和医疗服务行业相互融合的政策支持，鼓励其联动发展。

2. 构建服务平台

比如构建体育专家和医疗人员的共同诊室，在生命体征的常规体检中纳入体质评估，为不同健康状况的人群提供合理的药物处方与医疗处方；再比如构建网络资源共享平台，将体育与医疗资源，利用互联网整合搜集到的数据，为人们打破空间的限制，提供在医疗、体育等方面全方位的信息。

3. 培养"健康技能"人才

将体育知识与医学知识相结合，需要能推动体医融合发展的复合型人才。中国应充分利用体育院校和医学院校的教育优势，为体医融合复合型人才赋能。通过开设体医融合特色专业，将"运动技能教学"渗透到"健康技能教学"，从培养"运动技能"向"健康技术"转变，以培养特色体医融合"健康技能型"人才。与此同时，也要拓展复合型人才培养的方法，促进大学生深入社区医院和社区体育场馆进行实践与学习。

（三）转变健康观念，推广"运动是良医"理念

美国运动医学学会积极倡导"运动是良医"理念，推动医学健身中心实践探索体医融合。基于将体育与医疗相结合这样一个较新的概念，我国应该将"大健康""大体育"等理念深入人心，转变居民原有的仅依靠药物治疗疾病的观念，让人们重视起体育干预的重要意义。此外，将"运动是良医"理念融入诊断和临床治疗体系，并将其作为医务人员对患者体力活动进行评估和治疗患者的手段，以促进体育、医疗技术和商业的融合和共生发展。

（四）明确各方责任，建立科学的责任分担机制

美国的体医融合协同治理格局是在联邦政府的管理下，联合体育和医疗等研究机构和社会组织共同发展。在义务落实和责任划分方面，需对营利机构和非营利机构进行明确划分。在营利组织方面，我国在市场经济的调控下，在供给侧结构性改革的基础上，能够有效促进健康服务供给上的优化升级，充分发挥市场在资源配置中的决定作用。应通过税收减免、财政补助、项目支持等形式，推动营利组织的参与和支持，实现资源的优化配置。在非营利组织方面，要充分发挥我国社会服务的作用。以公益服务意识强、分布范围广、涉及内容全面、组织灵活等属性与营利组织形成互补，在体医融合服务的开展过程明确各方的责任与义务，形成高效的协同治理模式。

第二节　日本体医融合服务模式及参考

一、日本体医融合的发展现状

日本的体医融合发展处于发达国家的第一梯队，20 世纪 70 年代，人口老龄化已经成为日本社会发展面临的主要问题。2005 年，在日本厚生省保健医疗局出版的《高龄男性健康调查概要》一书中显示，1970 年日本 65 岁以上人口占比 7％，1994 年日本老年人口占比达到 14％，预期到 2036 年将上升至总人口的三分之一，也就意味着三个日本人中将有一个是老年人，在人口老龄化的大背景下，体医融合服务需求也在迅速攀升。正因为如此，2000 年，日本厚生省的医疗保健局、老人保健福利局、保险局三个部门联合发布《厚生白皮书》，其主要内容为：创建一个健康的老龄社会——迎接 21 世纪的老龄社会。

日本厚生省在 1978 年首次提出了"国家健康促进战略"，也被称为第一届全国健康促进运动。这一战略的目标是建设一个准备好迎接老龄化的积极、健康、充满活力的社会。这是日本"健康生活"概念从疾病预防到健康促进政策的转折点。活力 80 健康方案，又称第二届全国健康运动，于 1988年至 1999 年实施，通过更加强调"健康生活"的概念和广泛普及健康饮食和运动相结合来促进健康。"健康日本 21"是第三届全国健康运动的主题。"健康日本 21"是厚生省 1996 年制定的关于健康的全国标准。

二、日本体医融合服务模式的类别

日本体医融合服务致力于体育学科与医疗卫生理论、技术和方法的和谐共存与融合发展，将运动健康与疾病防护、治疗痊愈有机结合。基于众多主体在个人定位、资金来源、目标群体与操作策略等方面的差异，可大致将日本体医健康促进服务模式分为：健康实惠型、综合医疗型、商业模式型。

健康实惠型指以健康为导向，国家在指定的卫生设施中安排综合健身教练，作为健康咨询、体育参与等服务模式的载体，其特点是健康、志愿服务和便利。基于健康的健康促进模式是日本最早将体育与医疗保健相结合的模式之一。它也是该国人口中最具参与性、覆盖最广的一种模式。

综合治疗型指 20 世纪 80 年代，日本政府为了减轻长期护理的负担，促进从基本医疗保健向综合医疗、保健、福利服务模式的转换，建立了医疗保险制度。1985 年，日本厚生省根据地理、人口、交通等因素建立了三级医疗，解决了当时医疗资源分配不合理的重大问题。促进医疗一体化这个方法与运营模式在全国各个医院开始实行。将医院的各级治疗方法与患者的健康促进行为相互融合，可以为年纪较高的人尤其是患有慢性疾病的人群提供更好的改善与解决方案。在电子健康记录中，这些记录由不同层次的医疗保健所诊断数据、运动处方和康复记录提供，可供整体上对于治疗过程进行对照。

商业模式型是指民间康复医院、疗养院、养老院、保健中心等开展的营利性保健活动。

三、日本体医融合服务模式的主要特点

（一）建立合作体系，促进机构间的合作

此系统模式的整合是体育与医学深度整合的先决条件。为了有效推进身体医学联盟，需要建立实施健康身体医学联盟的机制。在促进身体医学融合的过程中，日本中央政府与地方政府合作，形成了完善的促进身体医学融合体系。日本政府在促进身体医学一体化方面主要负责规则制定、保持健康的相关宣传以及财务保障。在国家的大力支持下，很多部门制定相关政策和决定促使日本国内的体育与健康结合。各地分别制定具有地方特色的实施计划，用于指导国家（个人）实施健康促进工作。

（二）体医融合政策认同度高

如果想要让体医融合的理念被大家接受，那首要任务就是转变大家的观念。日本特别注重将科普的基础知识融入教育里。1949 年，日本向很多学校的体育部下达了指令，将体育医学加在了关于健康的教育中。主要特点是：一是对老师有资质要求并且要求很专业。日本政府对健康教育者有非常细致的要求，要求其参加健康实践、医疗保健、维持教育 3 个主要模块的 18 个课程，取得可就业教师技能证书或维持训练证书所需的学分。二是身体与医学健康综合教育内容的连续性和一致性。日本小学主要侧重于普及有关身体发育的健康理念、安全意识、交通事故的预防等。中小学强调身心发展、伤害和疾病预防、健康生活的基本要素。在中学，重点是阐明运动损伤和疾病预防的原则。三是体育与医学教育一体化的进步科学概念。日本的课程特点是水平越高，组织的课程就越多。在每个学期都会设置定期健康教育课程，针对性地设计教学内容以满足学生的个性化需求。经过几代人的培养，运动与健康促进医学相结合的想法已深入人心，并为在日本推广运动与健康促进医

学相结合打下坚实基础。

（三）打造"一贯制"体医融合人才培养与保障体系

人才是推动日本体育与医学一体化的基本力量，也是全国实施体育与医学一体化的基石。鉴于对综合体育和医疗人才的高需求，日本建立了综合体育和医药人才促进与保障的"一贯体系"。2015 年 1 月以来，来自日本不同地区的 20 540 名健康训练师参加了健康培训，接受先进的训练理念和技术，在实施综合性身体和医疗健康促进方面发挥了重要作用。日本健康教师认证体系、监督资格体系的维护和健康运动监督培训体系从根本上改变了身体医学整合的人才供求，为基础医学与健康咨询和身体医学与健康产业的结合发展奠定了人才基础。

第三节　荷兰体医融合服务模式及参考

一、荷兰体育与健康综合服务模式现状

1950 年左右，荷兰开展了预防慢性病和体育锻炼活动，帮助社区居民提升健康水平。1959 年，荷兰政府成立了第一家老年人健身俱乐部，鼓励老年人积极参与锻炼。其目的是通过非医疗干预促进老年人的身心健康，减少老年人慢性病的发病率。2020 年，欧洲心脏病学会（ESC）出版了第一本心脏病患者锻炼和康复指南。2022 年初，荷兰卫生、福利和体育部共同发布了一份关于卫生、体育和体育领域合作的通知，突出强调了体育和医学在预防和治疗慢性病方面的重要作用。为了增加民众的社会参与度，地方政府积极推广"结合物理医学"的模式，鼓励参与体育与医学融合的工作人员积极回应这一呼吁，避免使用医疗干预措施为患者制订治疗计划。例如，医疗保健提供者可以与体育部门合作，建议患者在社区体育教练的指导下锻炼。运动员为患者开运动处方，并由医务人员教授。

二、荷兰体医融合服务模式的实施策略

（一）建立"卫生体系和体育服务人员"共赴模式

在成熟的欧美体育市场，体育经纪人（体育经纪人是从事体育赛事、体

育组织品牌包装、经营策划、无形资产开发及运动员转会、参赛等活动的人员）专业从事运动员各项工作，与体育公司和组织合作，有效分配资源；荷兰引入创新的体育协调机制，将体育与医学相结合，鼓励患者更多地参与体育活动，提供有关体育经纪人的专业信息，如医疗记录，将患者转交给体育经纪人合作伙伴，积极参与与患者的个人沟通。第一步是掌握患者的运动经验后，安排适当的训练教练陪同和监督患者。

通过详细的合作机制，荷兰建立了全面的互动和反馈系统，医院和专家向康复秘书和助理发送内部转诊，对患者信息进行审核和整合，每周向体育工作人员更新一次患者信息，研究显示，体育工作者作为医疗和体育部门之间的有效桥梁，改善了患者的健康，"联合医学"为实践新模式铺平了道路。

（二）构建"体医结合"数字化服务平台

荷兰鹿特丹建立了一个名为 Beweg Coach 的体育平台，该平台面向专业医生等医疗专家，用于帮助患者。需要运动干预的人可以在平台上找到物理治疗师和营养师，还可以根据不同的要求在平台找到合适的医生。

（三）执行一些病患运动比赛

体育比赛是促进全民健康、加强邻里交流、活跃地方经济的好办法，因此受到社区居民和机构人员的热烈欢迎。体育活动在降低糖尿病风险方面有好处。它能降低参与者的血糖水平，减少胰岛素消耗，促进身体健康。另外，低强度运动比高强度运动效果更明显。为了鼓励慢性病患者参加体育运动，改善生活方式，荷兰政府组织了一场针对糖尿病患者的国家体育挑战赛——TW 挑战赛。在体育、医学等专家的协助和监督下，进行了 3km、5km、10km 的步行比赛。比赛期间，医务人员和保健人员全程陪同。在运动中，糖尿病患者可以了解运动对血糖的影响。陪伴他们的社区体育教练还可以帮助医务人员提供体育解决方案。许多参与者都是由认识的家庭医生、物理治疗师和社区中心推荐的，这样他们会有参与感很快乐，还能让他们的内心得到升华与放松。

（四）构建有竞争力的医保体系

21 世纪初，荷兰进行了卫生改革，提出了"受控竞争"的说法。政府在赋予相关保险公司相应权利的同时，向患者提供保险公司的有关信息，患者可以选一个最适合他的公司。在这个由政府管理的竞争市场，保险公司价格要更低并且性价比要更高。目前，在很多公司的响应下，荷兰通过集体支付等改革措施实施了各种物理医学整合项目，使患者、医疗专家和保险公司能够形成负责任的社区，提高了荷兰人民的整体健康水平。

第四节　英国体医融合服务模式及参考

一、英国体医融合服务模式的发展现状

英国体医融合服务模式主要是运动转诊计划（ERSs），也被称为运动处方，等同于美国的"运动是良医"。ERSs 建立于 20 世纪 90 年代初，目的是减少需要特定健康状况管理和治疗的特殊临床人群的身体活动不足。ERSs 通过初级保健机构进行推广，通常是通过拜访全科医生（general practitioner，GP）。ERSs 是一种符合预防模式的低/中度风险条款，因此它排除了更适合其他运动康复方式的不稳定或高风险的个体。

ERSs 在公共卫生领域扮演着重要的角色，因为这个计划与基于临床的运动方案相比，能够提供一个更低成本、更方便易行、更用户友好的，通过运动保持和改善健康的支持机制。目前，全球老龄化正在加剧，这给包括英国国家卫生局（NHS）在内的卫生系统带来了越来越大的压力。对健康服务需求的增加也占用了资源，这使得除了通过昂贵的医疗干预之外的管理健康状况的创新整体方式变得至关重要。ERSs 有助于通过在当地非临床环境（如休闲中心、健身房或社区礼堂）中提供临床运动干预来填补这个空白。这个方法有利于减少参与者的支出和访问负担。

ERSs 指南当前的问题——最新的 ERSs 研究已经表明，计划对于产生积极的健康结果是有效的。尽管最佳的计划长度还没有确定，但早期证据似乎表明，仅仅 12 周的计划持续时间就能带来 PA（physical activity，身体活动）水平的改变。12 周是英国最常见的计划时长，这个时间周期能同时通过参与或增加中等至剧烈强度的 PA 和减少日常久坐的时间引起 PA 改变的发生。

计划也可以自由地报告和评估任何他们期望的结果，目前还没有 NHS、英国国家卫生与临床优化研究所（NICE），或任何其他机构要求在每一个计划中都使用的特定测试。这种一致性的缺乏对确定效果和比较不同计划的结果带来了挑战。

因为在英国缺乏一致性，存在很多不同的运动计划类型和模式，它们的设计、实施和结果评估常常取决于地方基金、可用设备、环境或指导者的经验。英国范围内已被报道的各种 ERSs 活动包括基于健身房的运动、团体训练课程、散步、园艺、高尔夫和游泳。而且，尽管计划时长趋向于 12 周，但依然有不同长度的计划被报告，范围从 8 周到 52 周不等，更短和更长的计划时长都对特定疾病结果有积极的影响。研究发现 8 周的计划能带来显著的血压下降，但更长时间的计划（20 周以上）能同时带来更进一步的血压和身体质量指数改善，还能改善 PA 水平、对运动处方的依从性和对于长期坚持运动的支持程度。

运动转介流程——英国的 ERSs 模式因计划而异，目前还没有普适性的固定模式。不考虑模式实现的地区特点，转介通常由 GP、护士和特定疾病专家等初级保健专业人士来实施。常见的运动转介流程如图 2 - 1 所示。NICE 指南，或者叫 PH54、体力活动、运动转介计划，细化了纳入和排除标准，以及初级保健专业人士进行 ERSs 转介时必须遵守的完全禁忌证。

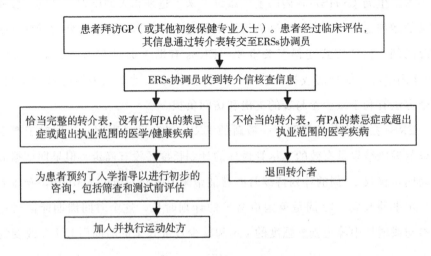

图 2 - 1 运动转介流程

二、英国体医融合服务模式的主要经验

(一) 详细的健康运动计划

仅凭原有知识体系无法解决老龄化社会的健康养老问题，越来越多的慢性病需要一定的健康体育运动配合才能保持治疗的有效性、安全性和可持续性。体医融合可行性强，概念并不复杂。郭建军解释道[18]，体医融合是一种面向老年人的健康和疾病的管理模式，利用专业医学知识制订适当的运动量，运用医学保障安全，通过运动改善身体状况，以疾病的治疗为辅助。正是因英国运动转诊计划对医疗结果产生的积极影响，可以进一步证明其详细的健康运动计划有助于帮助许多老年人缓解病痛。

(二) 公共的运动健康支持体制

当前，在人民群众日益增长的健康服务需求呼唤更高层次的民生体育同当前公共体育服务匮乏的双重矛盾下，英国的 ERSs 在公共领域所扮演的角色是非常强大的，在英国社会具有一定的引导和支持作用。良好的公共体育服务事业，给老年人提供了较为便利的途径去为自己的健康负责。

(三) 多样化的运动模式支撑

运动模式的多样化在英国体医方面不仅仅是运动方式的多样化，更是在 ERSs 体系里运动计划类型的多样化，自然而然就给了老年人一定的选择余地和空间。在英国，ERSs 是促进 PA 及管理长期健康状况和 NCD（非遗传性疾病）的有效干预手段。正是这种体医融合服务模式的多样性为老年人慢性病的预防和改善提供了更多的渠道。

三、英国推动体医融合服务模式对我国的启示

梳理英国运动转介计划的发展经验，旨在为我国通过体医融合提升身体活动水平、促进健康从宏观远景细化为具体行动策略提供方法借鉴。英国运动转介计划的形成是一个不断探寻优化的过程。英国运动转介计划为患者筛选、转介流程、计划设计等方面制定了一个庞大的指导体系，并为参与者、负责人员的准入和培训以及疗效评估提供了一个保证体系。当下我国体医融合推动存在参与主体不全、资源整合不够、从业人员责任不明晰、准入及培

训机制不健全、效果评估缺失等问题。

（一）厘清相关参与人员在体医融合过程中的责任

体医融合过程中的参与人员的责任在该过程中起到决定性的作用。对于一个国家体育与医疗事业的发展，建立相应的参与人员责任保险制度，可以帮助融合过程减少许多不必要的麻烦。但我国目前由于理论研究力量不足，国内对相关人员的责任保险制度仍缺乏深入了解。如果真的要建立该责任保险制度，就要从体医融合发展模式出发，根据责任范围、保险费率、责任限额的合理确定来对该制度进行分析。责任保险制度作为一种第三方参与事务处理的纠纷解决机制，既能够补偿被害人，同时也增强了相关人员处理风险的能力，展现了独特的优越性。此举也可以构建和谐稳定的体医生态系统，激发参与人员的积极性，直接关系到体医融合过程能否顺利推进，因此责任保险制度势在必行。目前我国可以去做的就是针对我国目前的体医融合过程的发展现状进行分析，得出限制我国该方面人员责任保险制度发展的因素，提出发展该责任保险制度的建议，积极提升该制度的合理性和适配度。

（二）建立健全准入和培训机制

人口日益老龄化和慢性病持续高发已成为当今中国面临的重大社会问题。健康中国需要改变以往过度依赖医疗的健康促进模式以促进体医融合中相关疾病管理和健康保健服务的发展。然而，体医融合尚处于理论探索阶段，体医融合的路径尚不清楚，体医融合发展模式还没有科学可行的发展模式可供指导或遵循。因此，在理论分析和实地调查的基础之上，我国提出了以医疗机构和体育机构为优势资源，以社区为基本环境，基于体医融合的"医疗机构＋体育机构＋社区机构"三位一体的准入和培训机制，探索出一套可复制、可推广的准入和培训机制，为做好体医融合和非医疗健康干预探寻一条新路。通过建立健全准入和培训机制，促进改善慢性疾病情况的系统化和全面化，减轻更多老年人的精神负担。

（三）完善相关设施评估体系

随着我国社会的不断进步，人们对城市和农村相关设施的需求变得更加多样化。然而，目前我国的体医融合服务模式下的公共服务设施发展水平仍十分滞后，与经济水平不相适应。一个健全合理的相关设施评估系统对于提高人们的生活质量和促进社会平等至关重要。摸清体医融合服务模式相关的设施，科学系统地评估现状，充分认识存在的问题，可为后续完善相关设施评估体系做铺垫。目前评估体系的完善可以从可达性或均等性单一视角开展，提升数据的精确度，整合不同空间的统计数据，来对全国的体医融合服务模式开展系统性评估。坚持"以人民为中心""高质量发展""高品质生活"的目标，从设施分类和规模、设施空间体系、生活圈覆盖率等多个层面来完善体医融合服务模式的评估体系。

（四）制定体医融合干预的后续措施

2016 年 10 月，《"健康中国 2030"规划纲要》[22] 的提出对推动全民健康具有重要战略作用，对促进我国社会主义现代化建设具有重要意义。健康中国的建设需要医疗、卫生、体育、保健、社会服务等方面的协调配合及共同发力，营造良好的健康氛围，体育是其中的关键环节。体育产业的高质量发展是实现全面健康的基础和保障，能够为更多普通民众带来更便捷的体育消费体验，吸引更多的人参与到全民健身、全面健身中，同时也在一定程度上促进了国民经济的发展。制定体医融合服务模式干预后，须采取一定措施来帮助巩固该模式在民众心中的可靠性和稳定性。

（五）搭建数据信息共享平台

在"互联网＋"的时代背景下，依托互联网信息技术手段，利用移动客户端的应用，建构集 O2O（online to offline，线上到线下）的健身预约、健康咨询、健身指导、健康评价、医疗服务、健身行为监督等"六位一体"社区体医融合网络平台，实现科技、医疗、运动的密切融合是提高我国民众健康水平和生活质量的重要途径。不仅需加强医务监督与体育指导的协同合作，更需要体育行政部门的统一协调和地方高校复合型人才的储备，推动基层医疗机构信息化发展等，保障体医融合的社区网络平台顺利运行，协力提升全民健康水平。

第五节　德国体医融合服务模式及参考

一、德国体医融合服务模式的发展现状

德国在推动体医融合促进国民健康的过程中，创造出了特色鲜明的实践

发展模式，根据主体地位、目标群体、合作关系和运作方式的不同，大致可分为社区嵌入型、项目型、整合医疗型和医保激励型等几种类型。

（一）社区嵌入型

社区嵌入型服务模式通常借助基层的社区医疗卫生服务网络开展体医融合服务。其主体包括社区医院、社会体育组织以及社区康复中心，通过获取社区居民的家庭病床档案信息与全科医生签约，为患者提供各类个性化的健康服务，如健康指导、定期体检等。具体操作过程中，先由社区初级保健医生对患者提供运动处方，再由体育组织和社区康复中心负责实施具体的运动方案，最后由医保负责相关费用报销。患者只要参与德国法定医疗保险，其医疗费用由医院、诊所与保险公司直接结算；在具有相关资质的体育俱乐部和社区康复中心治疗时，患者每天的支付成本不超过 10 欧元。社区嵌入型的服务模式高效、便利，遵循"居家养老（aging in place）"的理念，可以促进居家养老服务模式的充盈，提升患者的生活质量，节省医护成本。

（二）项目型

项目型是以健康促进服务为目标，整合医疗、高校、体育等不同部门资源，针对某一特殊人群，通过特定项目的方式集中进行多层次、多环节的健康干预。项目成员由多学科专业人士组成，负责全程规划、监管和协调各类慢性病患者的体医融合专项行动。项目主体一般由政府部门、体育科研所、高等院校组成，通过政府购买服务方式统筹经费，公民免费参与。资料显示，德国组织了以"老年人积极健康促进"计划为代表的 20 余个大规模体医融合健康促进项目。项目型体医融合服务模式具有较强的针对性，通过针对特定人群或特定疾病开展针对性的健康促进服务，而且由于有高校等组织参与实施项目评估、分析、论证与决策，有利于提供显性的成效。

（三）整合医疗型

整合医疗型服务模式主要是在医院或者条件完备的科研机构建立运动康复中心或运动康复科室，给予运动康复支持，促进医疗、护理、康复的全程无缝衔接。1993 年第一个运动康复中心在斯图加特临床医院率先成立。而柏林福音老年医学中心在该类型中最具代表性，其每个团队均由医生、职业治疗师、神经心理学家、运动康复师及多名护士组成。所有患者在入院时和出院前都需对其健康状况进行评估，包括各项身体指标、活动能力和认知能力，并记录到患者的电子健康档案。替代医疗是整合医疗型服务模式的主要优势，相较于康复医院，它更有利于有复杂病情和长期医疗需求的患者，并能为患者提供更完备廉价的健康服务。

（四）医保激励型

医保激励型体医融合服务模式主要以德国各大医疗保险机构为主体，通过出台"红利政策"激励投保人积极参与定期的身体健康检查，完整参与运动和营养的预防课程以及强化家庭医疗系统，从而达到控制整体医保支出的效果。法定医疗保险（Gesetzliche Krankenversicherung，GKV）划拨 2 180 亿美元作为绩效支出资金，用于为慢性病患者提供健康方面的资金资助、康复运动和功能培训。德国职员医疗保险（Deutsche Angestellten-Krankenkasse，DAK）推出 DKFit&Travel 项目，首次设立了健康基金，用于投保人参加体育社团、健身房或者参加瑜伽或普拉提课程的支出。医保激励型服务模式其优势是基于全民覆盖的社会保障体系，以直接的"红利"激发了国民体育锻炼的积极性，引导国民从"治病"向"预防"的健康理念转变。

二、德国体医融合服务模式的主要经验

（一）分工明确的协同治理体系

德国联邦政府与地方政府及各部委建立了一个强有力的全面机制，通过有效分工提升体医融合服务水平。德国联邦政府通过搭建相关法律框架，做好顶层设计，通过建立由政府主导、地方政府参与的多边协调平台，实现制定战略规划、政治监管、制定标准、协商解决体育和医疗系统中的重大问题，并对现有健康促进政策进行评估和监督；地方政府根据具体实施情况，开展体育与医学融合专项计划；各职能部门在政府的协调下，实施政策和专项计划。明确的责任和分工，以及各级政府和机构之间的合作，为德国体医融合提供了更安全、更有力的保障。

（二）全民覆盖的医保制度

德国的医疗保险制度在体医融合中主要起到连接政府组织与非政府组织的作用，协调政府、投保人、医生和社会组织等多方利益。医疗保险机构通过发放保险红利，有效地激发各利益相关方的参与积极性。投保人通过参与体育锻炼获得更高的报销比例；医生每增加 1 名患者参与疾病规范管理项目（Disease Management Program，DMP），就能从中得到一笔额外的经济收益；最后，降低了企业准入医保系统的门槛，将更多合乎标准的私人企业纳入到医保系统的报销范围内，大力推动了体医融合消费市场的发展，为体育俱乐部、康复中心、体育康复医院等营利性组织提供更加便利和有效的服务。医疗保险制度促进了非营利性体育组织、营利性体育组织、政府机构和公民之间的多赢，为德国体育与医学的深度融合提供了持久的动力。

（三）强大的社会组织

德国强大的社会组织在体医融合方面具有以下明显的特点：首先是大量的体育和医疗社会组织。德国拥有先进的体育俱乐部和发达的社区康复中心。到 2018 年为止，德国体育俱乐部数量达到 9.1 万个，俱乐部会员人数超过 2 800 万，占总人口的 33%。体育俱乐部主要负责预防和干预慢性病，近 1/3 的体育俱乐部为患者提供关于促进健康、疾病预防和运动康复的服务项目。在德国，社区康复中心遍布全境，虽然规模较小，但由于数量众多、服务方便且独具特色，对于体医融合推进有举足轻重的作用。其次是分工明确的社会网络体系。德国的体医融合社会组织之间分工不同，共同构成了一个完整的体医融合社会网络体系。康复中心、医院等机构主要负责提供具体的体医融合方案；杂志等媒体通过全面普及体医融合知识，营造良好的社会氛围；大学、研究所主要负责人才培养、开展循证研究、承接各类追踪调查。这些组织之间的互动和协作，使得体医融合得以深入推进。最后是频繁的互动与监督。各大社会组织之间互动频繁，为德国体医融合的推进提供了社会基础。例如，医院为患者开出运动处方，由体育俱乐部和康复中心进行指导，科学研究使得指导方针建立在一定的研究结果与研究数据之上。这些非官方组织之间的互动和监督，持续推动体医融合的深度与广度。这些特点使得德国的体医融合社会组织在促进健康、预防疾病和康复方面发挥了重要作用，提供了全面的医疗卫生服务和健康管理。

三、德国体医融合服务模式对我国的借鉴意义

（一）强化政府职责，引导多部门协同推进

从我国当前体医融合的实践来看，体育与医疗在体制层面已经形成初步合力，多个部门都有出台有关体医融合的条例，但目前还没有可操作的、可复制的、具体的实施方案和细则，因此，体育与医疗部门要实现更深层次的融合。一方面，需明确主体责任，促进多元主体协同。体医融合虽然是体育与医疗两个部门的融合，但在实施过程中更需要其他部门的参与和配合，方能形成由政府部门牵头、多部门协同参与的良好局面。另一方面，要建立跨部门协同的监督激励机制，在体医融合的部门协同目标下，对各行为主体承担的具体责任进行充分考量，制定相应的监督审查程序，确定相对应的奖惩措施。

（二）加大医保改革力度，推动体医融合自上而下地落地

医保作为德国政府推动体医融合的关键环节，是连接政府组织与非政府组织的纽带，一定程度上有效降低了公民的消费成本，也促进了体医融合消费市场的形成。从我国的实际情况来看，尽管已经取得了一些经验，但仍存在医保报销政策与医疗、体育和健康管理政策衔接不畅等问题。因此，有必要在宏观层面推动医保改革，以实现体医融合的合规性。一方面，国家或地方政府要对现有的政策进行适当修改，降低教育和医疗机构申请参加医疗保险的医疗保健专业人员的准入门槛，并为适当的机构提供获得医保定点资质的可能性。另一方面，各级政府应结合本地实际情况，在医疗系统管理之中融入运动康复项目，制定体质检测与运动康复服务收费标准，使之规范化。

（三）创新宣传方式，破除体医深度融合的认知障碍

群众思想的转变和观念的更新是德国体医融合实践的前提。在我国，一些人对健康的看法仍然局限于治疗疾病，他们还没有完全理解参加体育锻炼对于预防疾病的重要性。因此，首先应该从理念上塑造人们对于"大健康观"、科学健身的认识，逐步打破体医深度融合在认知层面的障碍。一是要加强科学健身知识普及，弘扬科学健身文化；二是要积极与电视台、广播电

台、宣传站和其他机构合作，开设体育类综艺节目；三是要占领新媒体宣传阵地，在微信、抖音、小红书等自媒体平台上增加健康宣传报道；四是要向医疗人员灌输"运动是良医"思想，把体质评定纳入生命体征常规体检，把体育参与情况纳入疾病诊断问询，把体育非医疗干预手段针对性地融入不同科室，从而促进患者参与疾病治疗。

第三章 体医融合的国内参考

第一节 北京体医融合服务模式及参考

一、北京体医融合服务模式类型

在体医融合的发展过程中，为了突破体制壁垒，促进健身运动与医疗卫生公共服务的无缝结合，必须借助服务主管部门的引领，构建健全的服务体系。北京市在推进全民健身活动和基本医疗卫生服务共同发展的过程中取得了显著成就。通过建立三种体医融合模式，该城市在体医融合领域走在了国内前列。这不仅有助于完善服务主管部门的职责，也为体医融合服务体系的进一步健全奠定了基础。这三种体医融合模式分别是体医相互嵌入式融合模式、体医"双螺旋"式融合模式和体医聚合式结合模式。

（一）体医相互嵌入式融合模式

该模式是在实现体医融合的过程中不同的对象（包括个人和集体）相互配合、相互信任、相互依存逐步成为共同体。为了进一步促进广大市民的身体健康，达到服务广大市民健身需求的目标，将体育行业和医疗卫生行业的资源互相融合。在健康评估阶段，该模式在体检流程中融入了体质健康监测项目，以全面评估目标对象的身体状况。在预防疾病和慢性疾病康复的过程中，通过将医学知识，特别是中医保健知识，纳入体育运动指导，使其更具针对性。在治疗过程中，将体育运动方案与医疗诊断和治疗处方有机融合。而在疾病康复评估阶段，将体育锻炼项目与医生治疗方案相互融入，以对疾病康复状况进行全面评估。

(二)体医"双螺旋"式融合模式

该模式的灵感源自生物学中的DNA双螺旋结构,形象地描绘了体育系统与医疗卫生服务系统的深度融合。将体育与医疗卫生服务看作DNA的两条链,它们在紧密整合构成了一种协同作用。为实现这一"双链"融合,必须具备四个不可或缺的条件:相关政策、体医融合目标、体医融合工作机制和体医融合行动。这四个决定性条件为体医融合在社会中的实施与发展提供了基础。通过制定相关政策,确立体医融合目标,建立工作机制,并采取有针对性的体医融合行动,全社会可以更好地推动这一双螺旋融合模式,为全面促进人民的身体健康和全面医疗服务的提升创造有利条件。

(三)体医聚合式结合模式

北京市在全民健身与医疗卫生服务方面探索出了一种新的模式。该模式以街道和乡镇为基础,建设了健康促进服务中心作为试点,实现了医疗卫生服务和全民健身全面融合。通过汇聚体育行业和医疗卫生行业的各种资源,为社区居民提供了全方位的健康促进服务。在这个模式中,健康促进服务中心不仅提供健康促进服务,还开展健康知识的普及与培训,致力于培养健康促进服务的专业人才。同时,整合了社区卫生服务中心和社区体育俱乐部的基础设施,为社区居民提供健身、慢性病预防和康复等综合服务。通过体检报告和体质健康监测结果,这一模式将"运动处方"应用于社区健康促进服务中心、社区卫生服务中心和社区体育俱乐部,实现了个性化的健康服务。这种专业性较强的综合服务模式为北京市探索了全新的医疗与健康管理路径,为其他地区提供了可借鉴的经验。

二、北京体医融合服务的发展现状

(一)体医融合探索非医疗健康干预

2019年8月,北京市体育局与首都医科大学附属北京天坛医院达成了一项重要的合作,签署了体医融合的战略合作协议[65]。双方正式联手成立了"北京市体医深度融合协同创新实验室",旨在深入挖掘运动技术和非医疗健康干预手段在慢性病防控和健康领域中的重要意义。该实验室的成立标志着卫生和运动两大领域的协同创新,旨在共同探讨原理与机制,为未来的研究和实践提供坚实的基础。这份战略合作协议对于推动体医融合的发展，促进慢性病防控以及健康领域的创新具有重要的意义，将为健康科学的进步和社会公众的福祉做出积极贡献。

该实验室致力于深入探索运动与健康的关系，并通过科学的评估方法和标准化流程创建了先进的体育与健康评估体系。这不仅为实现国民健康促进方案提供了理论支持，还在实践中证明其有效性和安全性，以获取最严密的卫生经济学数据。在研究方法上，实验室采用了多中心、前瞻性、大样本、群随机对照等专业手段，这为构建全覆盖的健康服务模式提供了科学依据，为政府制定健康政策提供了数据支持。该实验室的研究工作为未来医疗和体育健康领域的创新奠定了基础，为全面提升国民健康水平贡献了重要力量。

同时，双方还将开展竞技体育材料选择和日常训练促进项目，通过深入研究医疗科技手段在竞技体育中的实际应用，特别关注材料选择和日常训练方面，致力于将竞技体育的科技成果与临床技术相结合，以促进运动表现的提升。北京市体育局还将委派北京天坛医院组织课题研究，在天坛医院建设包括足球场、网球场和篮球场在内的体育活动场所，由运动管理师和专业医生共同演示健康的运动方式。此外，在科普示范基地的建设中，通过双方合作，依据阶段性成果，精心设计课件并进行培训，培养专业的体医融合健康大讲堂导师，以覆盖全市范围，在线上和线下开展高水平的体医融合健康讲座，致力于推动科学健康知识的传播与普及，协助实验室完成复杂科学研究项目，通过精准地宣传科学体育运动理念，以展示体医融合在阶段性成果上的创新应用，推动科研和实践的融合发展。

（二）全面统筹与整体推进体医融合

在全面建设社会主义现代化国家的伟大征程中，全民健康被确立为国家战略，为此中共中央和国务院联合发布了《中共中央 国务院关于印发〈"健康中国 2030"规划纲要〉的通知》。这一规划强调通过全民健身来推进国民整体体质的提升，使人民过上更健康的生活。为贯彻实施全民健康战略，《国务院关于印发〈全民健身计划（2016—2020 年）〉的通知》得以颁布，同时各地方政府也纷纷制定具体的实施计划，如北京市的《北京市全民健身实施计划（2016—2020 年）》。该计划通过推广"运动是良医"的理念，加强体育运动指导，提倡科学的运动处方，倡导合理膳食，旨在全面推动全民健身，发挥其在健康促进、慢性病防治和康复等方面的积极作用。体育运动指导和运动处方的推广，使得人们更加注重科学运动，结合合理的膳食，全面提升个体的体质。这一系列举措在全民健身中发挥了积极作用，不仅促进了健康，还在慢性病防治和康复方面取得了显著成果。总体而言，全民健康作为国家战略其推进离不开中央政策的指导和各级政府的积极响应。通过运动、膳食和健康理念的有机结合，全民健身计划为国家建设和人民生活水平的提高奠定了坚实基础。2017 年，北京市体育局与卫生和计划生育委员会签署了《体医融合战略合作框架协议》，此举标志着两部门将共同推动体医融合的战略合作，为北京市民提供更全面、高效的健康服务。2018 年 1 月25 日在此协议下，北京市体育局群众体育处与卫生和计划生育委员会健康促进处、北京市爱国卫生运动办公室及北京市体检中心的相关负责人共同召开了体医融合工作协调推进会，为协议的顺利实施制定了详细的工作计划。这一系列举措将有力推动北京市体医融合工作的深入开展，为全市居民提供更健康、全面的医疗服务。自签订《体医融合战略合作框架协议》以来，体育部门和卫生部门紧密配合，形成了密切的协同合作体系。在健康事业中，关键环节的突破成为体医深度融合的动力。两部门齐心协力推动全民健身和全民健康的跨界整合，充分发挥全民科学健身在健康促进、慢性病预防和康复中的作用。这一努力为提升市民体质和健康水平、实现健康北京目标、贯彻全民健身和健康中国国家战略提供了积极有益的尝试。在不断的努力中，我们迈向一个更加健康、活力的社会。这一体医融合的积极尝试和努力，不仅为当前社会健康事业的发展注入了新动力，也为未来全面提升国民健康水平奠定了坚实基础。为贯彻落实《健康北京人——全民健康促进十年行动规划（2009—2018 年）》，北京市卫生和计划生育委员会积极推进"阳光长城计划——城市减重行动"，组织了一系列健身活动。北京市卫生和计划生育委员会与北京市中医管理局合作，在推广健身气功和中医养生、保健、康复知识方面，通过研究借鉴了外省市医保卡健身的工作经验，旨在在北京市探索使用医保卡，制定通用政策，实现就医与健身"一卡通"。通过建立个人健康档案大数据平台，促进运动健身与医疗保健的统一、融合和共享，以提升市民体质健康水平，推动科学健身养生理念，助力实现全民健康目标。北京市体育局将关注焦点转向以人民健康为中心，强调全民科学健身对健康促进、慢性病预防和康复的重要性，致力推广运动促进健康服务，助力实现全面的健康管理目标，强调服务应贯穿于人们的全生命周期，强调体育在促进健康中不可或缺的作用，意识到体育活动对于人们的健康至关重要。为了更好地服务于人民，北京市体育局在推动体医融合方面积极行动，力求将体育和医疗资源融合，更全面、有效地服务于人们的健康需求。北京市政府在体医融合方面展现了全面统筹的努力，致力于培养能够开具运动处方的医务人员，推动体医融合的发展。北京市政府不仅在政策上进行全面统筹，而且积极推进相关工作，旨在发挥首善示范的作用，为体医融合树立榜样。

三、北京体医融合服务模式的实施策略

（一）多方面尝试推动形成体医融合健康促进服务

近年来，为保障健康促进服务的开展，北京市在全民健身运动与医疗卫生服务相结合方面做出了诸多尝试：北京市体育局与体检中心紧密合作，共同推动体质健康测试工作。在北京市多家体检中心进行试点，联手建立体质测试站，提供体质测评服务。之后在街道、乡镇建设健康促进服务中心，通过开展研究，将全民健身运动与基层医疗卫生服务相结合，致力于推动健康促进和提升社区居民的整体健康水平。2021年3月，北京市体育局与北京天坛医院、北京大学第三医院展开合作，通过建立实验室开展科学研究，致力于推动"体育＋医疗"的融合发展。这一合作涉及多个方面，旨在提升全民健康水平。在国民体质监测方面，各方关注体育活动对国民体质监测指标的影响，通过科学研究分析其相关性，为国民体质监测体系的完善提供科学依据。同时，关注健康体检指标，通过综合评测体系，建立科学的健康管理模式，利用健康大数据为公众提供更精准的健康服务。在运动健康和公共健康方面，各方致力于开展运动创伤、运动营养、运动康复、运动监督等实际应用研究，以促进全民健身。此外，通过健康教育和科普教育，培训社会体

育指导员，推动科学健身实践，使更多人受益于健康知识。在机构认证和服务标准方面，各方共同制定体医融合认证标准，规范健身机构的发展。建立健体示范中心，提供高质量的健身活动场地和服务，推动社会体育事业的健康发展。体医融合大讲堂是合作的重要形式，通过这一平台，合作伙伴们分享最新的研究成果，将科学理论应用到实际指导市民科学健身，促进全社会的健康发展。总体而言，北京市体育局与北京天坛医院、北京大学第三医院的体医融合协同创新合作，不仅在科学研究上取得显著进展，更在服务全民健康、推动全民健身上发挥了积极的作用，为构建健康中国贡献了重要力量。

（二）以体医融合培训活动引导全民健身运动与医疗卫生服务相结合

北京市体育局通过相关培训将体医融合理论融入社会体育指导员的培训，促进健康促进工作的专业性发展，通过加强社会体育指导员培训，深入传授体医融合知识，设计专业培训课程，倡导科学健身理念，强调预防运动损伤的策略，培养健康的运动习惯，旨在最终提升北京市民的身体素质水平。北京市体育局积极与医疗系统展开深度合作，重点推进体医融合专项培训，旨在为医生提供全面的体育康复理论与技术培训，实现医学与康复科学的有机融合。2019 年，北京市体育局与北京天坛医院紧密合作，致力于推动医疗系统与体育康复的深度融合。通过设立"体医融合实验室"，为医生提供专项培训，强调理论与技术相结合。健康大讲堂则在线上和线下开展，培训体医融合专业教员，将先进理念传播至全市。这一举措不仅提升了医生的综合素养，也为运动干预手段在康复医学领域的发展注入新动力。北京航天总医院与北京迈动健康体医融合服务中心合作成立了北京健康管理协会体医融合分会，旨在推广体医融合理念。该分会致力于举办专业培训、论坛和技术交流活动，普及体医融合相关理论和专业知识。这一举措将为相关岗位人员提供更多学习机会，促进健康管理领域的跨界合作，推动体医融合在医疗服务中的广泛应用与发展。

（三）北京市体医融合的组织基础

北京市将社区作为主要载体，社区卫生服务中心和社区健康促进服务中心等社会组织充当着提供推动力的关键角色，以人民健康为核心，通过整合疾病预防、医疗、保健康复和健康教育等服务，形成了健康促进服务网络。社区体育俱乐部、健康促进中心以及社区体育社会组织负责开展科学的健身运动指导与体质健康评估，为社区居民提供全面的健康支持。使全民健身活动更加有针对性和科学化。这一综合性的社区健康管理模式旨在为居民提供全方位的健康服务，倡导科学健身，助力提升社区居民的整体健康水平。2019 年，北京市在全面推进社区健康服务的战略下，共设立 340 家社区卫生服务中心及 1 600 余家社区卫生服务站，开展常见病的预防、诊疗和追踪管理工作。同时，建设了 276 家国家级、市级社区体育俱乐部，38 个多功能综合性全民健身体育中心，以及 500 多个街道小型健身中心和乡镇体育健身中心，实现了全覆盖。基层医疗卫生服务中心和体育场馆作为全民健身运动与医疗卫生服务融合的组织基础，为北京市居民提供了全面、多层次的健康服务。这种整合可提升健康服务的综合性，促进医疗与健身资源间的互动，为社区居民提供更全面、高效的健康服务。

（四）北京市体医融合复合型人才的培养

医疗卫生系统和体育系统中独立的管理体制和机制向来普遍存在。这两个领域在学科方面有着显著的差异，涵盖的理论基础、专业设置以及人才培养模式都存在较大的不同。医务人员主要专注于医学领域，但却缺乏掌握科学的体育锻炼方法，尤其无法有效提升患者体质。而体育工作者则缺乏医学基本知识，难以在体育锻炼指导中结合医疗方法。尽管在北京市的专业性体育院校中设置了相关运动康复与健康专业，但临床医学的课程却很匮乏。因此，为实现医学与体育学的融合，有必要调整管理体制和机制，推动跨学科合作，培养具备医学基础知识和科学的体育锻炼方法的专业人才，以建立科学、协同的体医融合模式，更好地服务于患者的健康与康复需求。当前，医学院校多数未开设运动项目课程以及与体医融合相关的课程，一些综合性大学和职业院校开始着手建设健康管理和促进专业。然而，在课程设置上，仍然存在偏重医学、营养学、心理学等健康课程，而缺乏与体育锻炼相关的课程。以《健康管理师国家职业技能标准》为例，其中医学与药学类课程占据绝大多数，而开设的运动处方课程寥寥无几。体医融合领域的复合型人才短缺成为当前最主要的难题。解决这一问题迫切需要跨学科联合培养，将医学、体育学等学科紧密结合，培养既具备医学基础知识又精通科学的体育锻炼方法的专业人才，以更好地满足社会对体医融合领域人才的需求。

（五）北京市体医融合的医保制度

北京市致力于推动健康促进服务，与相关部门协同合作。具体而言，将开具运动处方、运动康复治疗等相关费用纳入医疗保险支付范畴，并将运动处方列入医疗保险基金支付目录，为居民提供更全面的健康保障。这一举措的目标在于从根本上促进北京市居民从被动健康转变为主动健康。为构建更加健康、活力的社会，亟须加强宣传舆论工作，促使更多人参与科学的体育锻炼，推广运动处方，从而提升整体体质健康水平，有效预防慢性病，实现全面的健康促进服务。

四、北京体医融合服务模式的经验与启示

北京市在体医融合服务方面发挥了表率作用。充足的体育和医疗资源为社区提供了坚实基础，政府通过社区运动场地设施建设展现了对体医融合服务的支持。

（一）营造体医融合促进健康的社会环境

健康促进服务中心、体育社会组织、体育活动及体育媒体频道对体医融合服务环境建设有重要影响。可通过创新宣传方式，如健康促进类节目，传达运动促进健康的知识。也可运用互联网信息发布平台、手机应用等新媒体作为传播载体，宣扬"运动是良医"理念。北京电视台通过联合北京体育广播电台，持续打造"运动北京""1025动生活""界内界外"等科学健身指导讲堂，成为全民健康促进的示范案例。在健康促进的道路上，北京市引导市民参与民族传统体育项目，特别是健身气功，通过举办健身气功比赛和交流展演活动，为参与者提供了展示和学习的平台，夯实了健康基础。以现有参与者为基础，通过受益者的身体变化，形成了带动身边人参与体育运动的良好局面。在这一过程中，具有医学知识的社会体育指导员发挥了重要作用。这种结合方式不仅促进了体育锻炼，也增加了健康知识的传播。北京市致力于营造人人运动、人人健康的社会环境，通过全国范围的健身气功交

流，打破地域限制，为人民群众提供更广泛的参与机会，共同营造一个积极向上、关注健康的社会氛围。

（二）加强"运动是良医"理念的宣传，促进体育生活化

在北京，广大居民正迎来一场健康转变，这一切得益于体医融合政策的全面实施。运动被确立为促进健康的核心环节，不仅在国际医学界，也在体育界达成共识——"运动是良医"。为了树立市民对健康的正确观念，媒体发挥着引导作用，通过宣传推广活动，向广大居民灌输"运动是良医"的理念，纠正了存在于慢性病预防和康复治疗方面的错误认识。运动处方逐渐成为预防和治疗慢性病的重要手段，其作用得到了广泛宣传和推广。全民健身活动成为提高居民认知水平的有效途径，将体育运动融入居民的日常生活中，实现了体育生活化。通过体医融合，健康促进已不再是简单的口号，而是融入了居民的生活，成为他们日常生活的一部分。这种社区文化的融合不仅提高了居民对健康的关注，也为预防和治疗慢性病提供了更为全面和可持续的支持，为居民创造了更美好的生活。

（三）建立体医融合服务的协同工作机制

为促进全民健康，北京市计划成立"健康北京行动推进委员会"。该委员会将充分发挥协同性的作用，统筹社会力量和个人参与全民健身运动，实现医疗卫生服务与健身活动的有机融合。为确保协同有效进行，权责明晰将成为关键，需明确各职能部门的责任，构建一个有机而高效的体医融合组织体系。在推进过程中，深入开展制度和方案研究显得尤为重要。通过对全国范围内体医融合的先进经验进行学习，可以为北京市提供更具创新性和可行性的实施方案。跨界联合与整合将是推动体育行业和医疗卫生行业协同发展的重要手段，形成全生命周期、全人群覆盖、全过程干预的综合服务模式。政府主导、多部门协同、全社会参与的治理理念将引领健康北京行动的全面实施。北京市建立的健康促进服务中心，使体检、疾病诊疗、健康追踪等服务协同进行，进一步提升全民健康水平。同时，"智慧社区"网络的建设将通过整合医学体检、健康测试、运动评估等服务，为居民提供全面、智能的健康服务，推动健康北京行动走向深入。

（四）构建和完善体医融合健康促进服务体系

健康促进服务体系是一个综合性的、包含多方面服务的体系，旨在通过全民健身运动和医疗卫生服务的有机结合，达到促进健康的目标。这一服务体系的核心在于健康促进目标的实现，为此设立了健康促进服务中心，构建了完善的组织体系和运行机制。在服务内容方面，健康促进服务体系不仅提供了全民健身运动与医疗卫生服务相结合的服务，还包括了针对不同人群和区域的针对性服务。其中，运动处方作为主要手段，成为个性化治疗的一项重要内容。此外，服务体系还注重非药物预防与治疗，强调通过非药物手段提高慢性病康复治疗的比例，实现全面健康管理。为确保服务的有效性，健康促进服务体系进行了效果评估，不仅关注服务的实施过程，更注重服务对健康促进目标的实际影响。这种综合性、有针对性的服务理念，旨在满足社会各层次、不同需求的人群，提高健康服务的质量和效果，为构建更加健康的社会做出积极贡献。

第二节　常州体医融合服务模式及参考

一、常州体医融合服务的发展现状

2016年，江苏省人民政府印发《江苏省全民健身实施计划（2016—2020年)》，明确指出将常州打造成运动健康城市，为进一步落实该计划，在"十三五"期间，常州市将体医融合归为日常工作的重点开始逐步探索。

（一）打造体医融合服务机构网络

1. 以体育医院为核心建设市级服务平台

2016年，由常州市体育局发起建设的体育医院正式成立，旨在为普通市民提供专业的运动医疗级康复服务。作为专业机构，该医院聚焦于运动损伤诊断和治疗以及运动康复，致力于通过社会提供专家资源，将专业服务扩展至普通市民百姓。项目实施过程中，建立了运动与健康促进中心和健康服务中心，形成了以体能测试、运动能力评估、科学健身指导以及运动损伤预防为内容的专业化服务平台，实现了运动医疗及康复服务的专业化和社会化。

2. 以老城区为试点扩大基层运动健康指导门诊覆盖范围

2018 年,常州市体育局与钟楼区卫健部门携手合作,共同启动了一个重要的项目。在充分调研的基础上,双方共同制定了《钟楼区运动健康指导门诊建设试行方案》。该方案通过提供必要的设备和专业人力资源,包括心肺耐力测试系统、功率自行车、国民体质监测一体机,并派出体育医院专业医护人员定期坐诊,在五星街道社区卫生服务中心和永红街道社区卫生服务中心试点设立了两个运动健康指导门诊。这一项目旨在推动体医融合在基层实践中的应用,服务面向广大普通人民群众,致力于提升社区健康水平,实现全民健康目标。

在 2019 年底,常州市体育局和市卫生健康委员会联合发布了《常州市运动健康指导门诊建设实施意见》,市体育局成为这一项目的推动单位,为新建门诊提供了支持。2020 年,天宁区青龙街道和新北区春江镇社区卫生服务中心成为新建门诊的地点,这些门诊是基于《常州市运动健康指导门诊建设实施意见》这一指导文件而建立的。这些社区卫生服务中心是专门推动运动健康的门诊,提供全市范围内的服务。截至 2024 年,武进区湟里镇社区卫生服务中心已建成,这将成为全市第五个运动健康指导门诊。这一项目的目标是在社区卫生服务中心中开设运动健康指导门诊,为市民提供全面的健康服务,强调了运动健康的重要性。

3. 以康复大会为契机搭建体医融合科学交流基础平台

常州市连续四年举办中国常州国际运动康复大会,"运动康复助力全民健康"是 2020 年大会的主题。在为期三天的会议中,来自美国、荷兰、新西兰、澳大利亚等国和中国运动康复领域的 18 位专家发表了 20 场主题演讲,分享了国际前沿的运动康复发展路径,并共同探讨了运动康复作为医体融合发展新路径、新技术的重点。参加此次会议的代表共计 600 余名,分别来自全国 20 个省、市的大专院校、科研院所、医疗机构、体育管理及训练部门以及健身会所,与以往不同,2020 年大会还授予医务工作者继续教育学分,这是四年来的第一次。

（二）探索慢性疾病运动干预和青少年脊柱健康公益筛查

在常州市，市体育医院携手五星社区卫生服务中心和永红社区卫生服务中心，共同进行一项重要的健康项目。通过体检和运动功能测试，他们成功筛查了 500 余名志愿者，这些志愿者涵盖了早期 2 型糖尿病、高血脂和超重肥胖等三类慢性病人群。为每位志愿者制定了个性化的运动处方，并提供了为期三个月的慢性病运动干预指导。这 500 余名志愿者被随机分为远程干预组和现场干预组，每周要进行 3 次以上的运动。经过三个月的跟踪复测，结果显示在超重肥胖慢性病组中，有 93％的被试改善了肥胖指标，尤其在现场干预组中，有一位被试三个月惊人地减重了 13kg。在高血脂慢性病组中，90％的被试血脂指标得到了改善；而在血糖异常慢性病组中，有 86％的被试血糖指标明显下降。这一项目不仅在干预效果上取得显著成果，同时为慢性病患者提供了一种新的运动康复途径，为未来的健康管理提供了有益的经验。

特发性脊柱侧弯是一种常见于青少年的脊柱畸形，通常由负重不对称导致脊柱出现侧弯现象。这种情况可能在早期引发腰背痛、脊椎侧位滑脱等问题，直接影响青少年的身心发育。因此，预防和早期治疗显得尤为关键。专业人员的介入对于进行群体普查和知识宣传至关重要。在此背景下，与教育部门开展合作成为一项务实之举。自 2019 年起，常州市体育医院通过与教育部门的紧密协作，在全市范围内的中小学进行了脊柱侧弯公益筛查，涵盖了超过 40 000 名儿童。这项筛查不仅为每位儿童提供了筛查报告，还向家长提供了相关运动指导意见，使其能够更好地关注和管理孩子的脊柱健康。为了帮助那些受脊柱畸形影响的儿童完成矫正，先后举办了八期夏令营活动。夏令营不仅为百余位青少年儿童提供了实施现场运动矫正的机会，也为他们提供了全面的关爱和指导。通过这一系列的举措，提高了社会对特发性脊柱侧弯的认知，为青少年的身体健康和发育打下坚实的基础。

（三）拓宽"运动是良医"宣教渠道和惠及面

1. 举办运动健康知识讲座

常州市体育局积极推动运动健康知识讲座，成为实现科学健身指导、将体育运动真正落实为惠民实事的关键举措。近年来，常州市体育局联合专家讲师团组织了百余场"运动健康知识讲座",深入市、区,不同规模的活动惠及了近十万名市民。这些讲座内容丰富多彩,涵盖科学健身、健康生活方式、老年人健身养生、马拉松体能训练、常见运动损伤预防以及慢性疾病防治等38个专栏。市民们通过这些专业讲座,学到了实用的运动健身技巧,受益匪浅。这不仅是一场普及运动知识的盛宴,更是市体育局为推动全民健身、提升市民整体健康水平所做的积极努力。通过专业的科学健身指导,市民们能更好地享受体育运动的乐趣,预防慢性疾病,实现健康、活力、快乐的生活。

2. 发挥市级健康教育宣传载体作用

通过在广受欢迎的媒体平台如"郝大夫在线"和"103.4向健康出发"等栏目中展开宣讲活动,致力于为市民提供科学健身、慢性病运动干预等方面的知识与方法。这种方式不仅能够解答市民的疑虑,提高知晓率,更通过宣传活动促进了对慢性病运动干预效果的认知。通过答疑解惑的形式,进一步推广科学健身预防和促进疾病康复的实用知识,达到普及科学健身理念的目的,助力市民更好地预防慢性疾病,促进健康康复。

3. 探索建立健身健康智能管理和服务平台

利用微信公众号,常州市体育局推出智慧医疗服务,市民可通过数字化就诊系统方便预约。同时,还增设业余运动等级自评查询系统,帮助市民了解个人运动能力和参考等级,促进更科学、个性化的运动健康。

二、常州体医融合服务模式的实施策略

(一)成立江苏省首家体育医院

近年来,跑步热潮席卷各地,马拉松赛事和小型跑步活动数量激增,各类体育项目蓬勃发展,参与人数显著增加。然而,由于缺乏专业指导和科学系统训练,以及训练人员急功近利等原因,运动损伤频发,甚至出现了猝死事件。常州市体育医院致力于解决这一问题,提供专业医疗服务,助力全民健康事业。江苏省体育部门相关负责人表示:竞技体育与全民健身在目标和方法上存在明显差异。竞技体育强调高精尖、挑战自己和挑战极限,以追求高水平为国争光。而全民健身则注重培养人们的兴趣爱好,避免意外损伤,

最终减少肥胖、高血压、糖尿病和冠心病的发生，提高生活质量。体医融合是实现这一目标的关键，其内涵在于将医学与体育相结合，以科学方法引导全民健身，维护健康，实现全面的生活质量提升。

（二）构建多元健身与健康融合发展服务平台

截至 2023 年 5 月，江苏省已建成 134 个省级以上体质测定与运动健身指导站，这些指导站不仅集结了先进的健身器具和健康管理资源，还配置了医疗器材和专业医务人员。这些站点为健身群众提供免费服务，致力于为市民提供全面的健康管理服务。常州是首批公共体育服务体系示范区，因此在体育事业的改革发展方面，常州市一直处于江苏省乃至全国的前列。为了进一步巩固常州在体育事业发展方面的领先地位，保障和改善民生、促进社会经济发展、推进健康城市建设一直都是常州体育事业发展的重要内容。常州市体育医院是全省首家体育医院，与普通医院不同，常州市体育医院的主要业务是运动康复，除此之外其集医疗、康复、预防保健于一体为市民提供科学专业的服务，得到了社会各界的广泛关注，已成为常州公共体育服务体系建设过程中的一大亮点。

（三）多元培育健身与健康融合发展复合人才

伴随着人们对健康生活的追求越来越高，对健身的需求急剧加大，健身与健康融合发展迫在眉睫，在健康与健身的融合过程中对相关专业人才的需求日益浮现。为此江苏省通过进一步探索健康和健身融合的模式，探索有效的、符合当下社会需求的、深入了解体医融合理念、掌握体医融合运用技巧、应用型人才培养路径的方式，进一步推动建设体医融合人才队伍。

江苏省为了保障体育运动工作顺利开展，为一线的医护人员开展了专项、系统的培训，通过培训这些医护人员将具备独立为健身人群制订个性化运动处方的能力，成为"运动是良医"的践行者和推广者。除此之外，在他们工作的过程中科学运动健康健身的理念也将在社会上广泛传播，让越来越多的市民接触到维护身体健康和科学健身方面的相关知识；作为健身群体在健康健身方面的引导者，他们还将向市民们传达"把健身作为一种生活方式"的理念，用全民健身全力促进全民健康。与此同时，为了推动全民健身和全民健康深度融合发展，省卫生和计划生育委员会、省体育局两大部门还联合开展了运动处方师培训班,为一线体医融合服务提供充足的专业人员支持。

(四) 多元打造"一站式"健康服务

前期已经完成平台搭建、人才培养工作,在此基础上,下一步的工作重心应该转移到做好健身与健康融合服务工作当中来。为此,江苏省体育部门全力推广覆盖全生命周期的运动健康服务,旨在让更多的市民积极参与到运动健身健康生活的活动中来。

近年来,虽然社会经济发展水平不断提高,但国民的生活压力却也逐渐增加,体质水平每况愈下,因此体质测定服务已成为一项重要且需要长期坚持的系统工程。江苏省已基本健成国民体质监测网络,无论是省、市或县级都已经着手应用比较完备的体质监测系统,除体质监测功能之外,该网络系统还将定期为参与体质监测的国民输送阶段性的体质监测报告,报告内包括城乡居民体质测定结果以及相对应的健身指导和运动能力评定,值得一提的是这一系列的服务均免费面向全体市民。调查表明,在全国范围内率先实现全覆盖国民体质监测机制的是江苏省,江苏省全域每年都会定期为广大市民进行体质测定和健身指导,平均每年累计 30 多万人次。江苏省除了为广大市民提供免费的体质测试外,还组建专业团队自主设计开发了"江苏省国民体质监测大数据平台"。该平台依据医学检查和体质测试的结果,为每一位用户建立独立的个人全生命周期"体质+健康"数据库,为体育、卫生部门的专业人士分析用户身体素质、健康状态提供数据支撑,同时也为相关部门开展全民健身和国民健康综合数据分析及决策出台提供现实依据。

为了进一步落实全民健身和国民健康的实施,江苏省在为市民提供免费的体质测定基础上,还成立了超过百人的"江苏省科学健身指导专家团",该专家团的工作主要为定期在各个市、县开展体育科普类讲座,撰写通俗易懂的以科普科学健身为主要内容的文章,利用发达的互联网平台向市民推送科学健身相关知识等,基于原有的体质评价、运动处方、健康管理等公益服务为社会提供改良建议和发展办法。此外,在专业人员队伍建设方面,江苏省积极培训社会体育指导员、健康指导员,提高两支队伍的专业水平和服务能力,使其不但能够做好群众健身指导的指导工作,也能够简单协助疾病防治专业机构、社区卫生服务中心等医护专业机构开展面向全体市民的健康教育服务活动,将健康惠民的相关政策及时带给广大人民群众,向其传播参与体育健身、养成健康生活习惯的相关知识信息,帮助市民们理解科学健身健康生活的理念,进一步掌握科学健身健康生活的知识,及时纠正不利于实现科学健身健康生活的行为方式和习惯,使得江苏省居民的健身能力、健康素养水平得到普遍提升。

三、常州体医融合服务模式的经验与启示

(一) 完善体医融合管理法规体系

为了进一步满足体医融合发展的需要,政府要以法律法规为依据,在科学且适应社会发展的法规体系前提下,施行科学、系统、高效的管理。政府与卫生健康部门应在制度制定和出台政策方面展开合作,并加强监督管制。应壮大人才队伍,扩大市场主体,提供更科学、更有效、高质量的服务。政府部门应明晰职责,在"大健康"框架下协调合作,严格权衡利益相关方权益,制定政策法规,促进共同治理,实现体医融合的目标。既要充分结合当下实际,又要充分考虑到未来可能出现的情况。

常州市在出台了《常州市体医融合管理条例》《常州市体医融合服务机构管理办法》等相关政策法规后,参与体医融合的各方都实现了有法可依和有序参与,不但提升了体医融合市场的法治化,更促进了体医融合服务市场朝着规范化方向发展。同时每年由市委、市政府出面制定并下发体医融合管理目标任务书,明确这一年体医融合发展的总目标,将总目标分解落实为每季度进度。以广大市民的需求、心声为出发点,以尽可能满足广大人民群众的需求为标准,将任务细化分配给主管体医融合服务工作的各个部门,每个季度考核一次任务完成进度,最后考核并评价年度的任务完成结果,并对主管体医融合服务工作的部门进行工作成果及管理效果的评价,充分发挥"刻度尺"的作用,作为体医融合主管部门年度考核的重要组成部分,准确衡量、科学评判一年来的工作情况时,主管部门需切实落实工作责任,展现主动作为。通过制定严格的政策法规,从法律层面明确规定和界定体医融合管理部门的职责权限,实现政府、市场、社会在行政管理中真正有法可依、依

法行政，确保体医融合事业的顺畅发展。让参与体医融合体验的广大人民群众能够最大限度地提升体验感受，同时也让社会媒体、广大人民群众能够依法对体医融合服务行业进行监督并及时反馈问题，把控社会舆论方向，使得管理过程真正做到完全公开透明。

（二）建立体医融合从业标准和培训体系

为确保体医融合服务的高效、高质量、顺利开展，服务人才需获得政府的背书和从业资格认定。只有经过官方认定的人员才可投入一线服务，他们应该深入了解当前体医融合的发展阶段，主动为市民提供专业服务。政府主管部门应研究并制定资格认定标准，积极与国家权威机构和第三方组织商讨，关注医学和体育领域的相关人才，让其通过考试获得从业证书。这一过程需要精心研究和商讨，以确保体医融合服务在专业水平和行业标准方面取得良好的成绩。在设立体医融合服务人才门槛的同时，吸引现有的人才积极考虑转型。

体医融合从业资格认定标准建立之后，政府主管部门还要进一步加强宣传和推广。例如实施前期每年定期与国家权威机构、第三方组织协商共同组织开展体医融合从业人员公益培训，让已经有一定基础、有一定相关能力的从业人员通过培训获得从业资格，之后再逐渐形成属于自己的培训体系，完善培训方案，为体医融合服务一线输送专业人才。

（三）建立体医融合服务机构准入机制

在常州市体医融合服务机构的发展过程中，关注各种类型机构的建设和运行情况至关重要。通过借鉴国内外经验，政府主管部门行使行政权力，对体医融合服务机构进行梳理和总结，从空间大小、硬件设施、诊断流程、人员配置到收费标准，制定建设标准。政府的扶持是推动体医融合服务发展的关键，可通过模板方式将政府支持的机构纳入标准。制定标准化和透明化的服务机构准入机制有助于引导有意向的机构进行场地改造、设施升级，并聘请从业者，提高服务质量。有意向的机构需向政府提出申请，在政府指导下按照标准进行建设，经验收后纳入常州市体医融合大数据平台进行统一管理。这一政府扶持政策下的监管机制将确保服务机构在获得支持的同时始终受到政府的有效监管，激发参与机构的积极性。

第三节　合肥体医融合服务模式及参考

一、合肥体医融合服务模式类型

为进一步发挥科学健身指导在全民健身事业发展中的作用，积极探索体医融合发展的新道路，合肥市科学健身指导中心在原合肥市国民体质监测中心的基础上进行了迁址、改造、升级，优化了服务环境，增添了器材设备，增加了专业人才，拓展了服务功能，集国民体质检测、科学健身指导、运动功能评估和运动康复理疗于一体，将更好地为广大合肥市民提供更加科学、合理、优质、高效的健身指导和服务，形成了体医融合"政""企""体""医"四位一体合作新模式（如图 3-1 所示）。

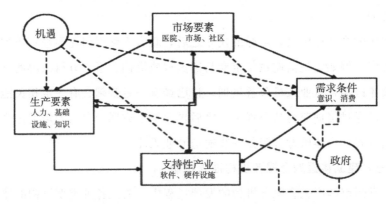

图 3-1　体医融合钻石模型基本框架

在政策法规方面，近年来，我国政府大力推进医疗卫生建设，逐步出台了一些综合医疗政策，为体医融合的发展指引方向。2017 年底，国家将"健康中国"作为一项国家战略。该战略的提出，提高了国民对体育在疾病预防、康复和实施国家卫生方面重要性的认识。

在企业合作方面，2022 年 3 月，由合肥市体育局、合肥市产业投资控股集团和合肥文旅博览集团有限公司共同建设的合肥市科学健身指导中心在合肥体育中心正式揭牌并投入运营。合肥产投励源康复医疗中心专注体医融合需求，深化开展与科研高校和三甲医院的各类合作，充分利用高校科创与人才资源,促进一批体医融合课题研究、人才培育与项目成果在皖转化。合肥市科学健身指导中心和产投励源康复医疗中心加强与安徽省体育局各个项目活动之间的深入交流,积极推进科学研究、医务保障等服务的有效开展,精耕细作"体医结合",为推进全民科学健身迈上新台阶添砖加瓦。

在体育专业知识方面,由合肥市科学健身指导中心举办的"体医融合大讲堂"联合警察体育教学团队参加体医融合活动。中国科学技术大学附属第一医院(安徽省立医院)骨科-运动医学科主任教授进行了题为"膝关节前交叉韧带重建术后肌腱塑形及康复"的知识普及;合肥市国民体质监测中心专家为"下肢关节损伤术后的运动康复技术方法"进行了知识普及,国内知名的运动医学和运动康复专家深入浅出地阐述了预防医学、临床医学和运动科学的前沿知识内容。体育教学团队参加"体医融合大讲堂"活动,加强体医融合和非医疗健康干预不仅是提升国民体质和建设"健康中国"的重要途径,同时也是警察职业特殊群体战训损伤后体质康复的重要途径。

在医疗方面,为加强中心临床专科能力,提升人才队伍建设及科研水平,设置了科学健身指导中心和"体医结合"健康讲堂。为进一步发挥科学健身指导在全民健身事业发展中的作用,积极探索体医融合发展的新道路,中心先后与安徽医科大学第一、第二附属医院、合肥市第一人民医院、合肥市第二人民医院、安徽省第二人民医院、武警安徽总队医院、安徽省体育科学研究所、合肥经开普仁外科医院以及合肥产投励源康复医疗中心等9家医疗机构的27名专家教授签订合作协议,借助专业团队的人才资源和优势,进一步发挥科学锻炼在促进健康、延缓和预防疾病方面的积极作用。

二、合肥体医融合服务的发展策略

(一)"大胆"的"私人定制"运动处方

在庐州公园100多人排列整齐,跟着老师学习五禽戏。这些学员有一个共同的"身份",都是高血压、高血糖等慢性病患者,以中老年人居多,集体课程一周四次。180名慢性病患者星期一计划有氧运动30min,心率119~

127 次/min，星期三有氧运动 30min，心率 119～127 次/min，抗阻运动 25min，组数 13 组，周五和周六同样是有氧运动 30min。这是一份来自专业人士的运动处方，收到它的是来自合肥市庐阳区四里河街道和海棠街道的普通慢性病患者。这既是庐阳区体医融合慢性病干预深化试点所开具的一种运动处方，也是安徽针对慢性病实施非医疗干预的大胆尝试。

（二）线上＋线下相结合的体医融合

庐阳区采取了线上＋线下同时展开体医融合。在线下，首先选取糖尿病、高血压、高血脂患者，以及伴有骨质疏松等老年性疾病等符合条件的慢性病患者，合肥市体医融合组织对他们进行全面体检后，根据每个人的身体状况和需求，开具运动处方，之后线下每周还有不同的课程，例如五禽戏、广场舞等。在线上，给每一位参与者发放运动手环，并且结合微信小程序，定期推送私人定制的运动小视频。而每一位参与者锻炼的详细数据都会由运动手环捕捉并记录在数据库中。

（三）固定的健康管理师

每 30 位参与者会配备一位健康管理师，每一位健康管理师都是经过国家体育总局的体医融合专业培训，参加完国家健康管理师考试后，持证上岗的。在健康管理师的手机小程序上，登录端口会和其他人不同，其是管家入口。从程序端口进入，就可以查看管理的全部 30 位学员的锻炼情况。"三分靠练，七分靠吃"，除了锻炼之外，运动处方还会给每个人提供一份健康的饮食营养建议。

（四）培育基层健康人才队

为加强慢性病患者的护理，庐阳区将对 100 多名学员进行专业培训，这些学员均是持有医师资格证的内科或全科专业医务人员，和大专以上学历、熟练掌握两项专业体育技能的三级资质以上的社会体育指导员。

三、合肥体医融合服务模式的经验与启示

（一）体医融合缺乏完善的保障体系

合肥体医融合服务的保障体系主要分为政策和财政支持、资金提供和激励三个部分。体医一体化是一个新兴领域，如果无法充分支持体医融合的工

作和活动、吸引专业人员，体医融合工作就无法实现。在政策法规方面，政策往往间接出现在个别行政政策和部门规章中，体育与医学一体化政策的具体性和完整性相对缺乏。

（二）体医融合开展的资金来源较单一

目前来看，体医融合的开展资金主要是由政府资助的，它们难以独立于政府找到资金供给。同时，体医融合发展专项资金在政府资助过程中会重叠或重定向，制约了体医融合项目的深入发展。

通过对合肥市居民体医结合服务需求的调查发现，合肥市居民对体医结合的需求主要包括服务对象、服务内容和服务方式三个方面。同时也注意到合肥市运动医学一体化的发展面临着运动医学一体化理念不强，缺乏完善的保障体系、组织体系、监管体系，以及体医结合治疗慢性病疗效低，缺乏大量的体医结合型人才等问题。为改善现状，合肥市全面推广医疗一体化、部门间合作、部门间资源整合、中西医结合体育服务在医疗一体化中应用的发展理念，结合当地实际，提出了一种新的医疗一体化模式，为建设健康中国提供了理论和方法指导。

第四节　上海体医融合服务模式及参考

一、上海体医融合服务模式类型

加快推进体育强国建设是在新时代背景下中国共产党努力完成历史使命在体育方面的重要举措。推动体医融合协调发展是"健康中国"战略的重要组成部分。上海市以"运动促进健康和运动处方"为抓手，破解体医融合的难点与堵点，推动健康关口前移，抓住运动健康发展机遇，用运动方式促进健康发展，让运动医学成为多学科融合发展的防病、治病临床专业，让"运动是良方"落地见效，上海市形成了与社区服务深度结合的上海体医融合服务模式。

（一）"杨浦模式"体医融合

1. 社区健康师加入培训体医"融合"

2021年初，上海市体育局开展社会体育指导员改革，旨在"健康中国"

战略中更好地发挥指导员骨干引领作用，杨浦区成为首批试点改革区县。2022年，在总结全市首创的"社区健康师"成功经验基础上，杨浦区体育局联合杨浦区医保局创新推出覆盖面更广、专业性更强的运动健康师项目，实现体育与医疗、康养相融合，共同促进人民群众身心健康。

2. 专业人士"转型"体医融合服务

体育舞蹈冠军、专业足球运动员，他们从事不同运动，来自不同的工作岗位，却有着同一个身份：杨浦区运动健康师、社会体育指导员。杨浦区在12个街道开展康复师培训，成为全市首个同时吸纳康复师类和体育类学员的运动健康师培训班。在课程设置上，培训也分为体育类和康复师类两个班级，依照学员工作领域的差异，量身定制课程，同时也为两类学员分别开设两门专属实操课程。通过专业的社会体育指导员培训，他们不仅掌握指导技能，更在企业、校园、社区等不同地点上岗，开展丰富多彩的科学健身指导，为人民服务。康复师、社会体育指导员、优秀教练员、体育赛事公司职工、基层群体骨干、健康促进中心专业人员……参加这次培训的学员来自不同职业，呈现年轻化、专业化、高学历化的特点。

3. 社区体育俱乐部的体医融合服务

基于社会体育俱乐部的综合体育和医疗服务模式是一种新的服务模式，将社会保健中心或基于社会活动中心的保健设施联系起来。上海市杨浦区在原有的公共健身场地中增加了医疗器材，并将其命名为"体医融合补给站"。

（二）政企合作的社区体医融合服务模式

为推进社区体医融合建设，上海市通过政企合作，有效提升了社区健康服务的效率与管理能力，同时减轻了政府的财政和行政压力。2016年上海市静安区开设的社区体医融合中心由政府提供场地，为老年人提供慢性疾病测试、慢性疾病运动干预和健康体育计划等服务。

（三）未来"武""医""康养"式体医融合

上海市是我国的经济、金融、贸易、航运、科技创新中心，在"公共卫生"的大框架下，体医融合已经成为建设健康中国、提升国民健康水平、经济和社会发展的重要路径之一。"健康中国"背景下的体医融合需在国家"大健康"战略支持下，扫清体医融合项目的障碍。武术、医学、康养的融合是实现"健康中国"战略的新途径。上海中医药大学和市体育局在运动医学科研、全民健身等多个领域紧密合作。医务援体合作不仅是医体结合事业取得的重要突破，也是传统医学与现代竞技体育结合的有益尝试，标志着上海中医药大学与市体育局的合作即将进入一个崭新的阶段。未来还可以在教学、科研、人才培养等领域不断拓展合作，传承中医国粹，弘扬体育精神。

二、上海体医融合服务的态势分析

上海深入推进体医融合最终目标是要在服务健康上海、补齐体育强市短板的实践过程中，探索形成一条具有中国特色的体医融合道路，为国家卫生健康问题的治理提供模式、经验。

（一）体医融合社区服务偏向养老化

上海是我国老龄化程度最高的特大型城市，2020 年上海户籍 60 周岁及以上人口达到 581.55 万人，占户籍总人口的 23.4%，比 2010 年提高 8.3 个百分点，其中，65 岁及以上人口为 404.9 万人，占 16.3%，比 2010 年提高 6.2 个百分点。[19] 庞大的慢性病群体加上失能率高、医疗开支和社会负担日益加大的老年人群体，这需要运动科学介入的简单康复训练来配合药物治疗，这种方式更适合老年人的慢性病治疗。

（二）构建社区体医养融合养老模式

以老年人群为主要服务对象，以社区老年人活动中心与社区卫生服务机构联合建构"体医结合"老年健康保障模式为基础，以社区卫生服务机构与社区居家/养老机构联合建构"医养结合"为养老服务模式，并且将社区"体医结合"＋"医养结合"融合形成"体育＋医疗＋养老"养老模式，即"体医养 1＋1＋1 融合"养老模式。此养老模式面向社区全体居民。该模式整合了社区的健康体育与康复体育、医疗保健和养老护理方面的优质资源，结对老年健康检查与保障团队，为老年人健康养老提供专业支持，整合社区健身中心、社区卫生服务中心和社区居家/养老机构等方面在场地、设备、技术和人员上的服务要素，根据社区老年人的个性化服务需求，为老年人提供合适的健康促进模式（如图 3－2 所示）。

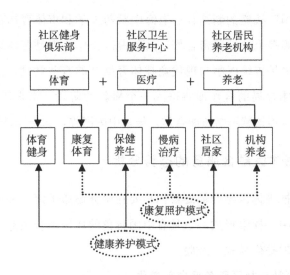

图 3-2　社区体医养融合养老模式的整合思路

(三) 智慧便利的体医融合数字生活

推动"Internet plus"医疗服务，优化和改善医疗服务卫生方便智能水平，建立"社区卫生服务中心＋互联网"。未来将探讨采用人工智能辅助摄影平台、全科医生辅助诊断平台和社区远程咨询网络系统的可能性。在网上打响医院的品牌，鼓励医院利用信息技术扩大服务范围和内容。

(四) 传统与现代结合的体医融合服务模式

为建设健康中国，需将传统医学及竞技体育等应用于体医融合。全民健康既需要现代医学的保障，也离不开传统医学的支持，主要体现在两方面：一方面，运动康复以及中医养生在保健"治未病"服务等方面的重要作用在《"健康中国2030"规划纲要》等国家多项政策中体现出来，均证明了传统医学在体医融合发展方面的重要性；另一方面，体医融合的理念与传统医学的"治未病"核心相符。在体医融合过程中发挥传统医学的作用可通过以下途径：一是在体医复合型人才培养体系中加入中医课程和中国武术等；二是在市级卫生院建立中医诊所或国药中心等中医综合服务区，通过提供中医药服务推广中医技术；三是通过实施中医药无病健康工程，发展无病健康服务，如组织中医药卫生设施，为居民提供中医药健康咨询、调理等无病卫生服务。

三、上海体医融合服务模式的经验与启示

(一)改变传统观念

受传统体育观念和健康观念的制约,一些市民的主动健康意识缺失,"重医疗,轻运动"的被动健康理念依旧占据着主导地位。医生的诊断观念也以"医学补救"为主,仅限于医学诊断与治疗,不注重科学锻炼手段的参与,治疗方法及手段相对单一。虽然上海市近年"全民健身"意识在民众中有所提升,但落到实处的范围和群体仍有限。应将"生命在于运动""运动是治愈一切的良药"等作为倡导国民健康生活的标语内容;积极发挥临床医生和卫生管理人员在干预科学锻炼方面的作用。应在医疗卫生系统倡导积极健康的生活方式。增加体医融合科普手段,鼓励科普宣传,使"生命在于运动""运动是治愈一切的良药"等理念深入民心。

(二)完善体医融合人才的培养体系,培养复合型人才

体医融合人才的缺乏,现已成为深入推进体医融合的重要障碍,目前采取医生在职培训的方式只能是杯水车薪,且效果难以保证。另外,各地缺少运动处方师实训基地,比如医院运动处方门诊、社区运动处方指导点等等。到 2023 年为止,康复治疗师、物理治疗师、运动康复师等还未纳入中国的职业大典。一方面体医融合人才短缺,另一方面又没有合法身份,加剧了体医融合领域发展与人才使用的矛盾。突出社会需求导向,加强体医融合人才培养,主要涵盖以下四个方面:一是高等院校动态调整学科专业设置、培养层次、招生规模等,完善纵向的学历教育体系;二是针对在职的医师、康复治疗师、健康管理师、健身教练等进行继续教育、在职教育;三是基于人民群众的健康需求,以及疾病谱的变化,要求体医融合领域越来越专科化、精细化,故既需要全科人才也要培养专科人才;四是建立培养标准体系,教育标准是人才培养的核心。要构建培养质量监管标准,做好从业人员资质认定和动态跟踪监管,提高体医融合人才的质量。

(三)吸引社会力量投资

体医融合这一"潜力股"的激发需要资金的支持,然而,上海市缺乏社会投资力量:建立和运营综合身体健康促进中心缺乏政策支持,特别是土地

政策、财政和税收政策以及预防体育风险的政府政策，导致体医融合健康促进中心建设组织难、用地难、运营难，政策的推行和资金的落实也难以层层落实。

（四）增加体医融合业人员职业认定，提高行业认同感

职业认定问题是制约体医融合发展的一个重要因素。体医融合领域是多学科交叉领域，涉及康复治疗、物理治疗、运动康复、运动与公共健康等专业，这些专业在国际上都被列为正式的国家职业。故迫切需要人力资源社会保障部、国家卫生健康委和国家体育总局等部门协调解决体医融合从业人员职业认定问题。

（五）建设创新平台，加强体医融合项目科研技术攻关

上海市已设立若干体医融合协同创新示范区，探索医中有体模式、体中有医模式、医体并重模式及社区体医融合模式，这将促进体医的整合和协作，把创新区建设为示范性的一个大项目，真正发挥其作用。上海市协同高校、企业、医院、健身机构、科研院所成立体医融合协同创新中心，联合申报科技部重点实验室，对体医融合关键技术进行创新突破，并在实践中积极推广。

（六）完善体医融合机构运营服务规范

完善体医融合机构运营服务规范，对市场因素进行介入，对其管理要求、服务内容和社会效益等提出相关的要求，引导企业机构合理合法合规运营，提高产业开发和经营者的营利性和稳定性，利于深入推进发展体医融合产业，有望促进体医融合配套的实体产业迅速地进入大规模开发阶段。

上海体医融合政策制定，为各地区健康政策的制定提供了经验，实现了人民健康水平持续提升的目标。一方面，在市政保健中心的全科医生和老年人之间建立了全科医生合同制度，重点是残疾人、半残疾人和老年人。为老年人和康复者提供医疗保健和日常护理的结合，以实现社区的全面家庭健康护理服务。这一老年人服务模式将体育、医疗和社区老年人护理结合起来，并逐步实施体育、医疗与老年人护理的整合，而不考虑国家一级的社会福利。另一方面，为建立一个整合的体医融合的机制，将联合建立社区保健中心和社区健身机构，重点是通过应用非药物干预方法和科学运动预防慢性病。对老年人慢性病进行早期干预,可以实现早治疗、早治愈进而实现长寿的目标,不仅可以获得显著的健康成效,还可以大幅降低医疗成本和费用。

第五节 厦门体医融合服务模式及参考

一、厦门体医融合服务模式类型

体医融合是厦门市体育局创新体育工作的重点项目之一,旨在把体育和医疗的资源优势结合起来,共同为慢性病患者开具"运动处方",并通过疾病筛查、运动干预等方式,建立以信息化为基础的慢性病预防和健康管理模式。2019年上半年,厦门就开启了"体医融合示范社区"试点工作,构建了"政府-社区卫生服务中心-社区街道-高校"四位一体的体医融合管理模式(如图3-3所示)。

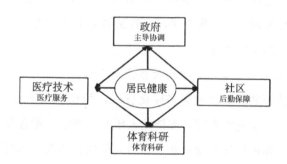

图3-3 四位一体体医融合模式

(一)多元主体参与体医融合管理模式

这种模式始终优先考虑健康问题,地方街道以广泛的政府管理为基础,地方卫生中心提供场地、人员和设备支持,高校为成年人的健康提供体育研究服务。2015年,厦门市体育局的相关工作人员建立了一种"家庭-社区-医院-高校"模式,为家庭和公众解决慢性病问题营造基本环境。

政府机构组织厦门市体育局、厦门市卫生健康委员会和厦门市社区体育发展中心参与"体医结合"四个管理实例。管理项目建设的各个方面,评估和评价不同部门和机构的工作;促进体育和医疗项目一体化并将其规范化;

组织参与项目工作的管理和协调。社区卫生服务中心邀请居民前往小钱街社区服务中心。其主要任务是支持居民完成关于体育活动相关问题的调查；为居民准备私人医疗记录；为参与项目的居民提供医疗服务，包括医疗检查和诊断服务；支持各单位执行测试、干预和专题讨论等任务。

（二）医养与居家养老服务协同发展模式

厦门体医融合与社区养老相联系，依托霞辉照护中心，社区探索推行"购买服务＋站点服务＋家庭养老"的服务模式，在片区设置有小区医生工作室、护理站、敬老餐厅，让老人在家门口自在养老。筼筜街道居家社区养老服务照料中心，采用政府搭台企业运营的方式，为辖区老人提供照料、助餐、文体娱乐等服务，并探索运用"互联网＋"打造智慧养老服务平台。加快多层次养老服务体系的建设，深入推进"医养结合"，大力发展居家养老和社区服务，不断创新养老服务模式，满足老年人的多样化需求；未来要结合"爱心厦门"建设，动员更多社会力量参与其中，加强养老服务队伍建设，广泛利用互联网、大数据等手段，打造智慧养老服务平台，为老年人提供"医养护"一体化的服务。

1. 保障多层次养老需求，推动康养产业发展

厦门市鼓励养老产业投融资多样化发展，积极引入国寿、中交、青鸟、禾康、九如城等行业龙头来厦，支持龙人伍心、智宇、德善堂、老来俏、和欣社工等本地民办机构逐步发展壮大，引导象屿、建发、国贸等市属国企深度介入养老行业，涌现出公建民营、国企投资、社区居民集资经营、国企与社会组织合作、个人投资和私营企业独立经营等多种投资和经营模式，显著增强市场提供多层次养老服务的供给能力。全市规划 5 个地块用于建设高端康养项目。截至 2020 年，已经落地 3 块，总投资 44 亿元，规划提供 4 300 张高端康养床位。

2. 强化综合政策扶持，推动医养融合发展

厦门市于 2019 年出台《厦门市养老服务机构财政扶持资金管理办法》（厦民〔2019〕16 号），对社会资本投资建设的养老服务机构提供建设补贴、运营补贴和不超过 50 万元的一次性医疗设备补贴等 7 大项财政扶持政策。2019 年至 2021 年共计发放补助 8 476.77 万元，其中一次性医疗设备补贴

592.852 万元。厦门市还结合全国首批国家级医养结合试点和第四批中央财政支持试点开展惠及居家老人的项目，持续探索"以医带养、以医进养、以医托养、以医联养"等各类医养结合模式，养老机构基本实现小病不离院，急诊有绿色通道。同时持续推进符合条件的医养结合机构纳入医保协议管理，目前已有 29 家养老机构纳入医保定点，方便了老年人就地就诊和医保结算。

3. 立足提高养老服务质量，推动康养人才培育

厦门市先后出台《关于开展养老医护学生定向培养引进专业人才奖励补助的实施意见》（厦民〔2017〕272 号）和《厦门市养老服务人才奖励补助办法》。鼓励厦门医学院、厦门华夏学院、厦门安防科技职业学院、厦门东海职业技术学院医疗服务专业的学生在养老行业就业。明确了入职奖励、学历继续教育补助、职业技能等级提升和稳岗奖励等一系列 5 个方面的人才奖励补助，预计将在未来数年内为全市行业人才兑现政府补贴 8 500 多万元。其中，仅职业技能等级提升和稳岗奖励一项，单人最高便可获得 21 万元奖励，学历继续教育方面目前全国仅厦门出台了具体奖补措施。同时，加强对养老从业人员开展医养综合知识技能培训，2020 年全市养老从业人员培训共计 4 127 人次；2021 年全市养老从业人员培训共计 7 708 人次。组织开展全市养老护理职业技能培训和竞赛活动，通过"以赛带训""以赛促学""以赛促练"，带动养老行业整体提升服务品质。

（三）非医疗健康干预体医融合模式

厦门体医融合试点建设项目是厦门市体育局会同厦门市卫生健康委于2019 年在全省率先实施的社区运动健康示范项目，先后在筼筜、嘉莲、禾山等街道的社区卫生服务中心及育秀、莲兴、禾盛居委会等设立试点，为市民提供医学检查、体质测评、科学健身指导等一系列非医疗健康干预服务。

体医融合就是把体育和医疗的资源优势结合起来，共同为慢性病患者开具"运动处方"，并通过疾病筛查、运动干预等方式，建立信息化为基础的慢性病预防和健康管理模式。这对健康中国、健康城市建设非常重要。厦门市卫生健康委员会副主任陈文锋指出：体医融合是推进健康厦门建设的一项重要工作，希望通过探索体医融合的厦门模式，让广大群众"不得病、少得病、晚得病、更健康、更幸福"。

二、厦门体医融合拓展模式

作为厦门市体医融合的先行者和实践者,永不止步运动康复中心自2019年开始就为"体医融合"在厦门的普及与发展从事基础性的推广工作,永不止步运动康复中心和厦门市思明区"体医融合"科学运动指导站是厦门市"体医融合"科学健身指导站,地点设在室内外健身场地,由社会体育指导员和具有运动处方资格认证的人员驻点指导,并提供"体医融合"公益健康讲座或课程。全民健身人群、慢性病前期及亚健康人群、慢性病人群在社区卫生服务中心的"体医融合"门诊进行体质测试与医学检测后,由运动处方师开具运动处方指导意见和编写运动处方执行方案,随后可到科学健身指导站,在运动处方师的指导下执行运动处方。站点还开设公益运动课,免费指导群众科学健身。

三、厦门体医融合服务模式的经验总结与启示

(一)推动"运动是良医"理念发展

2012年,中国在"运动是良医"理念的基础上进一步提出了体医融合概念,强调预防第一,预防和治疗同等重要。2016年发布的《"健康中国2030"规划纲要》[22]绘制了健康中国国家战略的发展蓝图,更是明确提出,运动和医疗的结合是进行综合防治、促进康复、提高全民身体素质的重要手段。

(二)汇聚高校专业人才

体医融合做好顶层设计、有针对性地开展,离不开加强体医融合和非医疗健康干预的研究与实践,与高校展开合作,可以充分整合校内资源;汇聚学校体育科学领域专家、临床医学和公共卫生领域专家、中医学和营养学领域专家、信息科学领域专家等,通过共建平台,联合攻关等方式,促进体育与医学互相启发、互相引导,以解决健康问题、医疗问题为导向,科学地、有针对性地指导。

（三）开展多方合作协同机制

厦门市体医融合工作建立了工作指南、技术流程和工具包，并落地试点社区医院运行，为后续进一步规范化推进到全市所有卫生服务机构打下基础。社区体医融合工作受到《新闻直播间》《中国青年报》《中国教育报》、福建电视台等各级媒体和社会的关注，也得到国家体育总局、中国体育科学学会和同行的普遍称赞，以及患者的高度肯定。"政府-社区卫生服务中心-社区街道-高校"四位一体的体医融合管理模式有助于满足跨部门的需求，将高度协作和有效的慢性病预防和控制联系起来。社区卫生干预措施的决策者和实施者可以进行咨询、参考与借鉴。

（四）创造体医融合社区服务大背景

新时代背景下，健康中国建设面临严峻挑战：慢性病患病率增加、人口老龄化严重等。因此，以社区为核心的体医融合模式的发展迫在眉睫。目前我国社区体医融合模式仍处于摸索和探索阶段，现有模式主要包括社区体质监测机构模式、政府与市场相结合模式、"体医养"融合模式等，各类服务模式体系多元，但在运行过程中均面临着资金不足、人才短缺、设备场地不足等共性问题，因此未来仍需加强发展路径的探索，完善配套设施，统筹发展社区卫生服务资源，全面促进体医融合模式的稳定实施。以"医结合"＋"医融合"的服务方式，实现养老模式创新，促进新时期健康老龄化。

第四章 溪口未来乡村体医融合服务模式

第一节 情况调研

一、主要背景

（一）人口老龄化成为经济发展的严重阻碍

近年来，我国人口老龄化程度不断加深，这一趋势意味着劳动力供给量的减少，潜在经济增长率面临下行的压力。在此情况下，政府财政面临收入减缓和养老、医疗等社会保障支出增加的双重压力，将严重制约政府直接投资和间接引导投资的能力。在新常态下，创新驱动是必由之路。而老龄化将影响社会活力，弱化全社会创新创造能力。同时，随着消费对经济增长的支撑作用越来越大，人口老龄化可能不利于消费领域新产品、新技术的应用和推广，从而在一定程度上阻碍经济的发展。

（二）公共健康需求提高是体医融合发展的前提

除人口老龄化带来老年人身上出现的若干问题外，我国慢性病也呈现"井喷"态势。随着社会高速发展，人们生活环境与生活方式发生巨大的变化，健康问题受到人们的高度重视，健康观也从以往的"已病图治"转变为"未病先防"。人们的体育及健康需求日益增长，需求层次也在逐渐提升，仅靠体育与健康服务机构独立为人们提供体育或健康服务，已难以满足人们不断增长的体育与健康需求，这就要求成立体育与健康服务供给的统一体，向人们提供内容丰富、专业化强的"一站式"体育与健康服务。

（三）迎合新时期健康中国战略的客观需要

2016 年 10 月，中共中央、国务院印发的《"健康中国 2030"规划纲要》[22]提出了全民健康的战略目标，绘制了健康中国建设的"蓝图"。

2019 年 7 月，《国务院关于实施健康中国行动的意见》提出，国家层面成立健康中国行动推进委员会，制定印发《健康中国行动（2019—2030年）》[25]，为加强体育与医疗卫生等多政府部门协同治理，形成体医融合的健康服务模式提供了有力的政策支持和制度保障。

（四）浙江省全域推进康养体系建设的重要保证

在高质量发展建设共同富裕示范区的当下，浙江省为应对人口老龄化新形势、满足老年群体快速增长的康复养老需求，提出要全域推进康养体系建设，到 2025 年建成 1 000 个康养联合体，形成覆盖全省的康养服务网络。深度推进体医融合，在康养体系的前沿率先建立起"未病先治"的防线，有助于进一步推进并落实康养体系的发展与实践，探寻体医融合这样一种主动式、低成本、长受益的模式，采取更为有效的"上游策略"，用"体育＋医疗"的方式去保护和促进大多数"老年未病者"的健康，以达到优化康养资源、减轻政府及人民支出负担的目标。

（五）衢州市委、市政府高度重视人民健康事业发展

目前，我国体医融合协同发展尚处于起步萌芽阶段，体医融合模式尚未形成固定化的内容和形式，应因地制宜地探索、选择当地体育和医疗卫生部门能够积极配合、互相合作的健康服务项目，以满足各地区居民的健康服务诉求。

一直以来，衢州市委、市政府高度重视人民健康事业发展，深入推进健康衢州行动，明确提出提高全民身体素质，加强体医融合和非医疗健康干预及推动形成体医结合的疾病管理与健康服务模式等具体要求。通过推行"双处方"制度，推广"体育＋医养"，开展科学健身知识传播和宣传行动，积极推进卫生健康数字化改革等方面的工作，促进体医融合的发展（见图 4 - 1）。

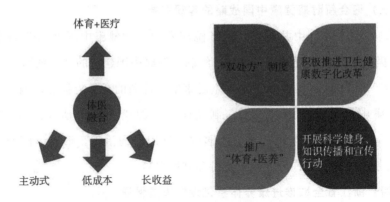

图 4 - 1 体医融合服务模式

二、溪口镇体医融合问题调研

(一)溪口镇现状

浙江省衢州市 2020 年第七次全国人口普查主要数据公报-红黑人口库显示衢州市龙游县(溪口镇属龙游县所辖)主要居住人口的年龄为 40~49 岁,而 50 岁及以上人口数量占总人数的 1/2,即衢州市龙游县人口老龄化较为严重。

(二)推进未来社区建设,完善未来社区模块

溪口镇确定了"溪口公社、快乐老家"的创建主题,高标准推进溪口乡村版未来社区建设。作为未来社区,溪口镇将其分为了 4 个部分,分别为康养度假区、老街文化区、共享双创区和原乡社区。

三、溪口镇发展目标

(一)打造康养溪口,加速医体融合发展

溪口镇发展目标中提到要发展医养康养产业,在依托溪口的生态环境优势打造康养溪口的同时,将医体融合项目加入其中,帮助其在溪口镇的发展,使其成为医体融合社区的先锋。

(二)创新康养模式,帮助发展旅游业

溪口镇政府提出需要着力创新产业发展模式,抓住龙游县创建国家旅游

示范区的契机，综合开发包括养生度假在内的旅游产业体系。在帮助溪口镇创新康养模式的同时，在当地打造医体融合发展社区，可以帮助当地以康养为主题发展旅游业。

（三）满足农村老年人需求，打造医体融合示范区

医体融合项目，可以帮助解决当地老年人娱乐、锻炼场所少的问题，在帮助解决老年人的问题的同时，将医体融合社区打造成示范区，并作为发展模板，帮助同样需要发展的地区。

四、溪口镇体医融合条件支撑

（一）龙游溪口乡村版未来社区工作目标任务

围绕新时代乡村版未来社区发展首创区目标，着眼"两进两回"（科技进乡村、资金进乡村、青年回乡村、乡贤回乡村），以"人口净流入量＋三产融合增加值"为重要指标，以"制度＋技术"推进产业融合、文化传承、资源共享、社区治理和制度创新等五个方面突破，营造乡愁、乡貌、乡里、共享、创业、田园、健康、教育、交通等九大乡村版未来社区场景，打造"产社人文融合-乡愁文化活化-全民共治共享-信用治理体系-集体经济创新"的乡村振兴样板。

（二）推进全民健康建设，打造未来健康场景体系

在溪口未来社区规划中的健康场景模块中，打造"全生命周期"关注的未来健康场景，提升健康服务供给体系，突破"治疗"向"预防"转变，形成以消费者为核心的智慧健康管理思路，培养健康生活习惯是溪口镇打造未来健康场景体系重要目标。溪口镇以该目标为主线开展了康复康养、健康养老等项目。

（三）实现"医＋养"健康服务设施全覆盖

溪口镇未来社区规划中，在实现"医＋养"健康服务设施全覆盖这一目标时，提出了打造龙南医养结合中心（如图4-2所示），即依托优质的自然环境及专业团队，针对高血压、糖尿病、气管炎等慢性病患者，提供自然康复疗法，提高患者康复效果。

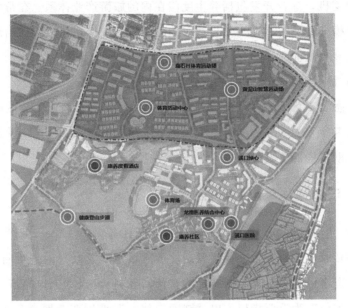

图 4-2　溪口未来社区规划图

五、可行性分析

（一）体医融合发展备受关注

关于体医融合的相关政策见表 4-1。

表 4-1　关于体医融合的相关政策

政策名称	出台部门	对发展体医融合的关键支持
《"健康中国 2030"规划纲要》	2016 年国务院发布	完善全民健身公共服务体系，广泛开展全民健身运动，加强体医融合和非医疗健康干预，促进重点人群体育活动
《健康中国行动（2019—2030 年）》	2019 年国务院发布	细化 15 个专项行动的目标、指标、任务和职责分工，并提出要细化落实《"健康中国 2030"规划纲要》对普及健康生活、优化健康服务等部署
《浙江省养老服务发展"十四五"规划》	2021 年浙江省民政厅发布	加大对养老服务的财政投入，提升服务质量
《衢州市人民政府关于推进健康衢州行动的实施意见》	2020 年衢州市政府发布	明确各项行动内容，包括实施全民健身运动、实施慢性病防治行动、推进慢性病的运动干预和自我管理

（二）提高"免疫力"的社会共识为体医融合确立发展基础

随着健康理念的深入人心，越来越多的人意识到了健康的重要性，也有越来越多的人了解了疾病预防的价值，参与到体育运动中来。人们对体育健康的需求层次不断提升，单一的体育或医疗机构已难以满足人们日益增长的体育及健康需求，这就引出了成立或建设体医融合机构的要求，向人们提供专业性强的"一站式"服务。

（三）当地体医融合发展空间广阔

1. 满足广大居民的养老需求

溪口镇老龄化严重，居民的养老需求急需改善。伴随着人们生活水平的提高，健康已成为人们日益增长的美好生活需要的主要内容。体医融合坚持预防为主，通过运动干预慢性病的方式，深入开展干预性健康指导运动，倡导健康文明生活方式，满足居民养老需求。

2. 符合溪口镇美丽城镇建设

溪口镇立足衢州乡村特色，以 SUC（sustainable urban development and livable garden community programme，可持续城市与社区标准）国际标准和省级未来社区建设试点指标为指引，满足人民美好生活向往为根本目的，为溪口居民提供了良好的锻炼资源和专业的人才机构配备，并因地制宜因人而异制定了个性化的运动处方，增强了溪口居民的归属感、舒适感和未来感。体医融合坚持预防为主，深入开展干预性健康指导，倡导健康文明生活方式，积极应对养老、孝老、敬老的需求。

3. 体医融合顺应时代数字化发展

借助溪口未来社区现代化治理体制方案政策，本书团队积极响应国家健康战略，建立溪口镇村民健康体质监测系统，建立村民的健康电子档案，将居民健康信息数字化。同时，配置体质监测电子设备，为当地居民进行体质测试，收集居民体质信息，分析并制作健康的饮食食谱并与智能设备联动，合理利用数字化资源，推动溪口镇乃至整个体医融合进程顺应时代向着数字化前进。

（四）溪口镇体医融合具有得天独厚的优势

1. 未来乡村的建设为当地体医融合的发展提供了重要基础

2019 年 5 月，衢州市抓住历史机遇，积极主动谋划，率先聚焦发力，创造性地启动未来乡村试点工作。龙游溪口未来乡村，以共享理念推动社群运营，激活发展活力，形成社区文化，实现精神认同。溪口镇作为衢州市首个开放的乡村未来社区启动区，依托未来乡村的政策支持，其居民对科学健身、体医融合的先进理念更易接受，而这一新理念也将助力未来乡村的建设。同时，溪口镇设立专门的健身房、体育馆等供村民参与到运动当中。

2. 高校助力当地体医融合发展

溪口镇积极与衢州学院展开合作，发挥衢州学院高校的优势，利用高校体育教师资源，配备更加专业的人才，更好地在溪口镇实施和推广体医结合的相关内容。如今，衢州学院美丽经济学院体医融合团队常态化在溪口未来乡村为社区居民开展每周两次的运动干预性训练，主动预防，提前保护，提升社区居民的参与感和幸福感，为当地体医融合的发展注入强大的动力。

3. 当地卫生服务机构为体医融合发展提供了条件支撑

社区卫生服务是为社区居民提供医疗和保健服务的一个重要途径，随着我国城镇化进程的不断推进，社区居民参加体育锻炼的氛围呈现出持续上升的趋势，居民对精神层次、身体健康的追求明显加强，社区卫生服务为社区实施"体医结合"创造了条件。龙游县中医院医共体溪口分院积极推动体育和医疗相结合，为居民提供了解、预防疾病，以及康复保健，身体测试等基层公共服务，保障居民的健康（如图4-3所示）。

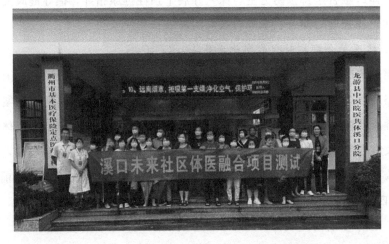

图4-3 溪口未来社区体医融合项目测试现场

4. 得天独厚的地理优势助力体医融合"引进来""走出去"

溪口镇，隶属于浙江省衢州市龙游县，地处龙游县中部偏南，东邻罗家乡，东南与大街乡毗邻，南接沐尘畲族乡，西南连庙下乡，西交衢江区全旺镇，西北、北与龙洲街道、东华街道接壤，乡与乡之间、街道与街道之间以溪口镇为中心紧密联系在一起，有利于溪口镇体医融合囊括汇集各个乡、各个街道的居民参与，发挥溪口镇中心优势。且衢州是闽浙赣皖四省边际中心城市、浙西生态市、国家历史文化名城，有利于溪口镇体医融合的宣传与推广，吸引外省居民"走进"溪口镇，助力溪口镇体医融合"走出去"。

第二节　模式概况

一、定位

（一）对象定位

溪口未来乡村体医融合服务定位于患有慢性疾病的50～65岁乡村老人。新时代背景下，健康成为人民日益增长的美好生活需要的重要方面。本书通过对此类群体开展一系列体医融合运动干预性指导训练，促进老年群体的身心健康发展。

（二）形式定位

本书团队在调研过程中发现，由运动不足引发的健康问题日益凸显，尤其是慢性病患者的"井喷式"增长，给医疗卫生事业带来沉重负担。因此，本书将形式定位于体医融合，旨在通过科学评估及监测，有效地进行医疗与运动相融合的干预性指导，充分发挥体医融合项目在慢性病干预中的积极作用，推动疾病预防关口前移，引导更多人群参与科学运动和健康锻炼，增强居民幸福感。

（三）内容定位

本书着眼于溪口体医融合的智慧养老场景打造，以人的身心健康为核心，充分发挥体育和医疗的双重作用，帮助人们科学健身，达到预防、治疗疾病和康复身心的作用。

二、目标

本书团队致力于归纳溪口镇社区体育与医疗卫生公共服务的现状,主要为溪口乡村未来社区体医融合提供科学的构建对策,并对体育与医疗卫生的融合发展进行改革创新,使公共服务效率得以提高,让民众树立科学健身的思路,传递科学健身的理念,进一步实现体医融合的发展,为实现伟大的中国梦和践行新时代体育与医疗卫生行业的精神而不懈探索。

(一)提高溪口镇居民的身体素质

体医融合团队通过制定专业的体质健康干预计划,广泛开展社区居民健身运动,加强体医融合和非医疗健康干预,达到慢性疾病预防和治疗的效果,提高居民对健康的自我重视程度,加快居民健康水平上升的步伐。

(二)完善溪口镇健康服务设施建设

溪口镇可充分利用环境、地区优势,探索出乡村未来社区体医融合的公共服务特色之路,为社区提供优质体育与健康服务资源,逐步完善基础设施,进一步加快溪口健康服务产业化、专业化进程。

(三)树立居民群众科学健身的观念

体医融合将提高服务精准度,对数据进行跟踪服务,通过身体监测数值的一点点转变,让乡村社区居民进一步理解"运动是良药"的意义,让居民群众更加有效和便捷地参与到康复医疗和科学健身中,提高科学健身意识,避免盲目锻炼适得其反。

(四)推动体医融合可持续发展

通过长期的坚持训练,全民健身在社区已得到有效推广与普及,促使居民群众更加深入地认识、理解体育并积极参与其中。团队汲取经验,不断探索,推陈出新,保障体医融合的可持续性发展,促进居民身体健康的良性可持续。

三、主要措施

(一)建设溪口镇"体医融合"公共服务平台

1. 建立居民健康体质监测系统

体质监测是指通过器械和非器械等进行有氧运动、肌肉力量测试及柔韧性、平衡性和灵敏性的测试，以此更直观、全面地了解自己的身体机能和身体素质状况、健康状况和疾病倾向。为全面开展《全民健身计划》，截至2019年，我国已进行五次国民健康体质监测调查，通过一系列的体质监测，发现国民体质状况，建立国民大体质数据，为人民提供科学合理的体育健康运动和营养补充建议，为体医融合发展提供数据支撑。

本书团队为溪口镇45～65周岁的社区老年群体定期监测体质健康状况，测试内容包括Inbody（一款用于测量人体成分的设备）人体成分分析、坐位体前屈、肺活量、握力、平板支撑、Y-balance（一种功能性测试）等项目（见图4-4、4-5），建立了个人健康档案，做好健康测评，使体医融合的服务范围扩展到每个人，实现居民的自我价值，让社区居民通过科学、系统的运动，得到体质的改善，并获得满足感。未来，本书团队将在溪口未来社区创建国民体质监测站，进一步探究社区老年群体的身体健康状况和变化规律，充分整合体育、医疗的现有资源，为社区居民提出科学合理的健身计划。

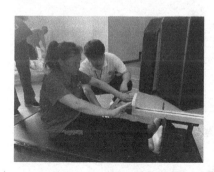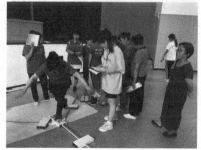

图4-4　社区居民参与FMS功能性动作筛查、Y-balance测试

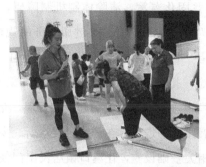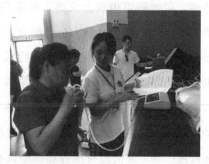

图4-5　国民体质监测-肺活量测试

2. 定期集体开展运动康复体育活动

运动康复的核心是健康教育在预防、治疗、康复和促进健康方面的作用。运动康复中心是实现体医融合发展的重要起点，是"体育"与"医疗"的融合。根据访谈结果，在过去的溪口镇，大多数人在运动性扭伤和骨折后都会去医院，但医院往往只让他们少走动、卧床休息等，待病人痊愈恢复正常生活后，仍将有疼痛和肌肉萎缩。同时，也有不少老年群体患有慢性病，虽谈不上特别严重，却或多或少影响了自身的幸福指数。

因此，本书团队将由专业指导老师带队，深入溪口镇开展具有针对性及科学化的运动功能性锻炼和多样化的体育运动项目技能指导活动，引入医疗器械、康复器材、肌肉放松仪、瑜伽垫等产品，开展时长为 1h 左右的康复体育活动训练，实现老年群体的科学健身（如图 4-6 所示）。

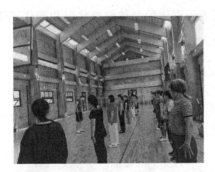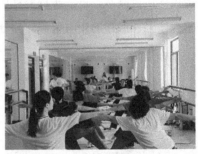

图 4-6　科学健身指导

3. 提升溪口体医融合服务基础设施

体医融合是跨界下的资源整合，体医融合需要多部门、多领域跨界配合与协调，以冲破思想观念束缚，破除利益固化藩篱，清除体制机制障碍，因此更需要人力、物力、财力全力配合。为加大体医融合公共健康服务的规模，需要大量器材和健康监测仪器及医疗设备。因此，本书团队将以政府为主导，借助社会力量融资或者投资形式筹集资金，拓宽建设资金的筹措来源和渠道，通过合资、独资模式让社会资本参与体育设施和医疗中心的建设和管理，充分调动社政企合作力量，加快体医融合发展路径的进程。在训练康复场所、乡村未来社区广场、室内健身房等场地增设相关基础设施，让溪口镇居民出门便可享受到运动的快乐，体验到更科学的健身方法（如图 4-7 所示）。

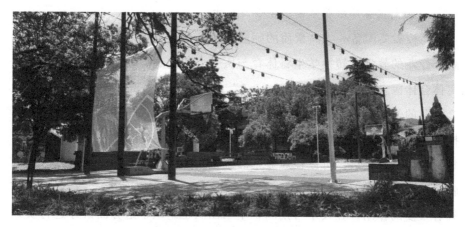

图 4-7　溪口未来社区篮球场

4.构建溪口体医融合数字化服务平台

本书团队将创建身心健康档案服务管理平台、身心健康咨询管理服务平台、网络诊室平台、监管平台、评价管理平台等"五位一体"的网络平台，构建线上、线下的医疗和体育公共服务有机融合的管理体系，能够实时查看当地体育场馆、体育赛事及医院床位、医生排期等信息，实现资源共享。同时在体育领域，老年群体通过穿戴式设备和医疗物联网等健康监测感知设备，将其运动数据同步上传到手机应用上，团队成员可以通过后台的数据及个人电子健康大数据分析，提供给居民整个生命周期的疾病预防措施、治疗、康复和身心健康管理工作等现代化健康公共服务，及时得到在线体育健康指导，解决体医融合发展进程中的信息孤岛现象。

（二）加强"体医融合"专业人才的建设

1.建立专业人才培养体制

体医融合所需要的是既懂"医"又懂"体"的人才，建立培养体医融合复合型人才体系的目的是奠定体医融合实践操作的基础，培养"医学型-运动型"一体化专业性人才。所以，本书团队首先联合溪口镇政府，推出相应的激励措施，给予积极参加复合型人才培养的工作者以经济上的补助。其次，提高参加复合型人才培养的工作者在医学保健方面的知识，并加强对他们的继续教育培训。

2. 由高校智库培养体医融合专业人才

高校需要配备一支高素质的师资力量，可通过有计划地科学开展体医融合专业的教学，转换学生将体育与医学分离的观念，通过实例让学生切实体会体医融合将会产生"1＋1＞2"的神奇功效。高校学生通过体医融合专业的学习，不仅可以学到体育和医疗的专业知识，还可以通过实际的操作练习，强健体魄，调节身心，缓解身体疲劳，减轻学习压力。学生在掌握了体育疗法后，可以在职业生涯中运用医疗体育的知识应对很多病的临床治疗，并针对实际情况，开出行之有效的"运动处方"，对疾病预防有着重要的作用。在校学习期间，本书团队也组织了这方面人才进行实地康复运动训练教学，深入溪口开展常规的实践活动，增长相关经验（见图4－8）。

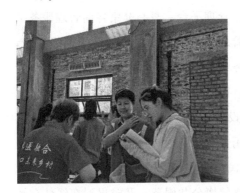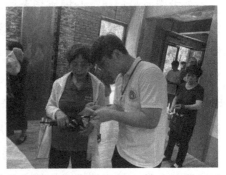

图 4－8　志愿者数据采集

（三）落实溪口镇体医融合理念的发展

1. 加大对体医融合理念的宣传力度

随着科学健身知识的不断普及，人们已逐渐开始越来越重视健康。然而根据实地调研情况发现，大多数城镇居民健康意识仍很淡薄，主动参加体育运动的老年群体不过半数；且很多当地居民都是按照自己喜欢的运动项目来进行锻炼身体和体育活动，并不科学。极大多数人的理解认为医疗最主要的作用是治疗疾病，并不能对居民的体育健身提供专业的技术指导和运动参考。由此可见，"体医融合"的理念还没有被大家广泛认可，大家不能真正理解康复保健，以及运动与健康相辅相成的意义，对于"体医融合"的理解存在一定的偏差。

　　本书团队在推广体医融合时，主要以溪口镇居民为对象，在溪口乡村未来社区广泛开展体医融合的宣传教育，开设科学健身讲座，普及推广科学体育健身与医学康复知识（见图4-9），邀请医学专家开展科普知识讲座和健康义诊，开具运动处方，为居民答疑解惑，传播健康理念（如图4-10所示）。同时，团队通过发放宣传手册、入户宣传、移动互联网宣传以及定期举办体医融合宣传会，在物业委员会成立健康咨询办，并设置咨询窗口提升居民的认可度和参与度，努力营造健康的社会环境。

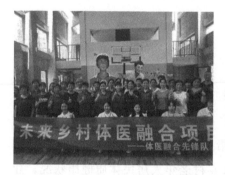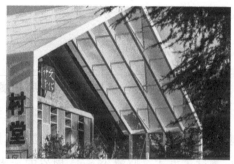

图4-9　体医融合宣传

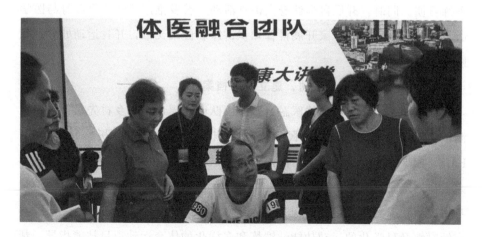

图4-10　慢性病专家坐诊

2. 因地制宜，挖掘体医融合发展资源

依据现有的资料和实践中的具体情况可以得出：我国现阶段的体医融合发展还处在一个较低的层次，并未形成一个有机的整体，溪口必须发挥自身的潜能，充分挖掘自身的优势，利用自身的有利条件，摸索出一条适合当地发展的独特道路。

体医融合不仅仅是体育卫生部门的一项工作，在当前形势下，人们对身心健康的需求越来越大，显然仅仅依靠一个政府部门的力量早已不能实现，因此，需要多部门的配合和共同应对。当地的体医部门需充分地把握当前的局势，在资金、士气，以及理论指导上给予充分的帮助，从而鼓励各种资源进到体医融合公共服务中来。

四、项目成果

（一）体医融合项目在当地有序开展

溪口未来乡村体医融合是溪口未来乡村与衢州学院美丽经济学院运动康养研究中心的合作项目。团队通过医疗指标测试、体质指标测试和功能性指标测试等方式，监测 45～65 周岁的未来乡村老年人居民体质健康状况，建立个人健康档案，并开展具有针对性及科学化的运动功能性锻炼，提供多样化的体育运动项目技能指导，帮助未来乡村居民建立健康的生活方式和体育锻炼习惯。同时，开展科学健身大讲堂活动，普及推广科学体育健身与医学康复知识，邀请医学专家开展科普知识讲座和健康义诊，开具运动处方（见图 4-11）。

（二）组织各项测试活动，建立健康档案

截至 2023 年 12 月，体医融合服务团队已在溪口未来乡村先后开展四次测试活动，测试项目包括国民体质项目测试、身体成分分析、Y-balance、FMS、SFMA（选择性功能动作评估）测试。项目共完成体质健康测试 200 余人，招募测试人员 50 人，建立健康档案 70 份。为每位参与村民定期记录身体健康状况与体质情况（见图 4-12），便于后续订制训练计划，开展具有针对性及科学化的运动功能性锻炼和多样化的体育运动项目技能指导，帮助未来乡村居民建立健康生活方式和体育锻炼习惯。

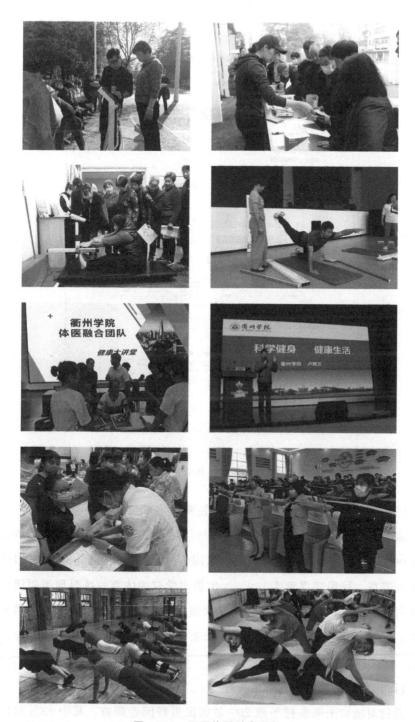

图 4 – 11 开展体医融合项目

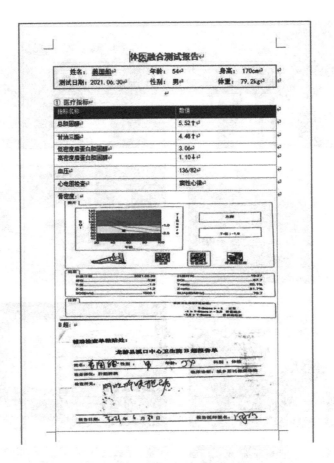

图 4–12 溪口体医融合测试报告

（三）训练活动如火如荼，参与居民赞不绝口

截至 2023 年 12 月，已开展运动干预训练 130 余场，运动干预训练参与达 6 000 余人次，社区居民体育锻炼氛围不断浓厚，健康意识和运动锻炼习惯不断养成，居民满意率达 100%。由衢州学院的体育教练每周带领溪口未来乡村居民进行运动干预性训练与专项训练，居民身体素质与幸福指数不断提高，后续体医融合团队将继续为未来乡村服务，推动共同富裕与乡村振兴。

（四）居民满意度调查结果良好

通过对溪口未来乡村当地 200 名居民进行问卷调查，其中 18%对体医融合服务开展非常满意，27%对体医融合服务开展比较满意，32%对体医融合服务开展一般满意，18%对体医融合服务开展不太满意，5%对体医融合服务开展不满意（如图4-13所示）。

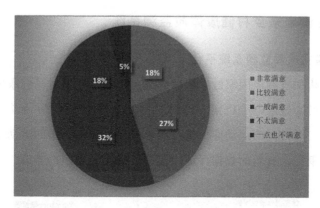

图 4-13　参与者满意度调查

通过对已经参与运动干预性训练的50名居民开展问卷调查，总体满意度达100%，其中非常满意占92%，比较满意占比8%。

（五）典型案例反映项目效果

典型案例对比见表4-2。

表 4-2　典型案例对比（姜国船）

训练前		训练后	
体重	79.2kg	体重	77.3kg
肺活量	3 247mL	肺活量	3 955mL
握力	44.8kg	握力	45.5kg
坐位体前屈	3.5cm	坐位体前屈	6.6cm
平板支撑	2min46s	平板支撑	3min55s
体成分评分	74分	体成分评分	76分
总胆固醇	5.52mmol/L	总胆固醇	5.46mmol/L
血压	136/82mmHg①	血压	134/82mmHg
甘油三酯	4.48mmol/L	甘油三酯	4.44mmol/L

---

① 　1mmHg=133.32Pa。

第三节　经验总结

一、建设未来乡村健康体质监测系统

（一）建立体质监测系统平台

本书团队积极响应国家健康中国战略，建立溪口镇村民健康体质监测系统，建立村民的健康电子档案（见图 4-14），体育运动指导者利用大数据分析的优势，对村民的运动能力进行准确分析，提供科学的运动指导，为医疗和体育健康提供有效的数据保证，推动健康生活习惯的养成。

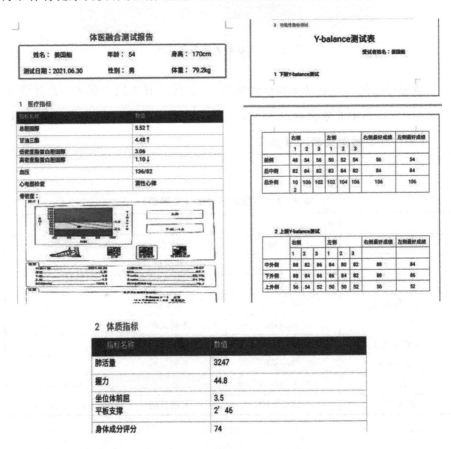

图 4-14　村民部分体质监测报告

（二）提供设备，收集村民身体健康指标

本书团队配置了一整套监测身体各种指标的国民体质监测电子设备，通过对当地居民进行医疗指标、体质指标、功能性指标等三方面的体质测试，收集村民的身体健康指标，建立系统的村民身体健康指标数据库（见图 4-15）。在村民初步掌握正确、科学、有效的健身方法后，为村民提供体医融合的特色公共健康服务项目，让村民通过体质监测有效地进行体育锻炼。

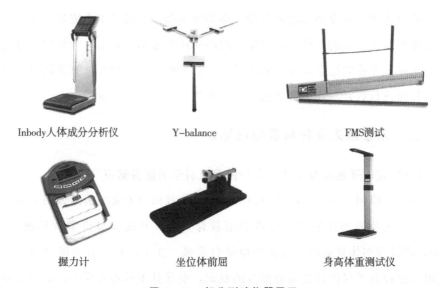

Inbody人体成分分析仪　　　　Y-balance　　　　　　FMS测试

握力计　　　　　　坐位体前屈　　　　　身高体重测试仪

图 4-15　部分测试仪器展示

3. 创建科学体质评估报告，提供合理运动健身方案

通过系统性的数据分析，为测试者提供一份科学的体质评估报告，并根据每个人的身体情况，提供科学合理的运动健身方案。报告中会不断更新村民身体素质和运动能力水平，进行定期动态监测，提供运动后功能反馈、运动后营养补充等身心健康教育等专业化、多元化的公共服务，致力于让居民通过科学、系统的运动，得到体质的改善，并获得自己是个"运动员"的满足感。

二、搭建未来乡村运动干预性训练指导中心

运动干预性训练指导是指在以健康教育为核心的基础上，以趣味运动为引导，对村民的身体健康方面起到预防、治疗、康复、促进健康的作用，使

其自发地形成一种健康时尚的体育生活方式，其实质是"体育"与"医疗"的融合发展。

在过去的溪口，大多数村民在运动性扭伤和骨折后都会去市区的医院，但医院只注重患者的病理治疗，然后让他们少走动、卧床休息等。病人痊愈，恢复正常生活后，仍在生活中伴有疼痛和肌肉萎缩的现象发生。

对此，本书团队创新性地搭建了溪口未来乡村运动干预性训练指导中心。项目邀请了专业的运动处方师、运动康复师作为指导中心成员，在建设健康体质监测系统的基础上，根据村民的身体健康指标数据，为村民们打造量身定做、专业的运动处方。从心肺耐力、平衡力、柔韧性、有氧运动等方面对村民进行有针对性的训练指导，从而提升村民的身体素质。

三、创设未来乡村科普知识体系

（一）定期开展健身讲堂，为村民普及科学的健身知识

在多元协同发展下，联动当地的医疗合作社以及专业的医疗人员，从专业人员的视角为当地的居民提供健康教育资料、开展健身讲堂（见图4-16），将医疗与体育运动方面更好地融合起来。在丰富村民有关健身知识的同时，也提高了村民自我运动健身的意识，引导其主动地养成平时锻炼健身的好习惯。

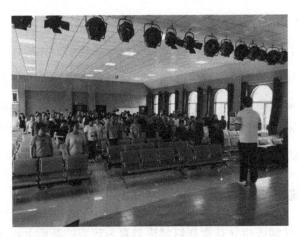

图 4 - 16　开展健身讲堂

（二）定期开设专家义诊，针对问题重点突击

在完整收集村民的个人体质报告的基础上，邀请合作的医疗、体育方面的专家对村民的个人身体健康报告进行逐个分析。对于有需求改善身体状况和身体素质的村民，可以来到专家义诊中心，专家针对其身体素质报告，为其制定具有针对性的体育训练项目，以及日常生活中的饮食安排等（如图 4-17 所示）。

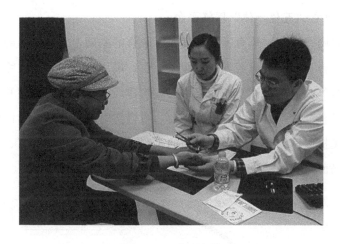

图 4-17　专家义诊

（三）个性化食谱制定，提供科学有效的营养摄入

饮食是导致老年人患上糖尿病、高血压等慢性病的直接因素。根据村民的国民体质监测数据，在共享食堂内为村民搭配合适的食谱，既保证身体所需元素的摄入，又能在饮食上为村民的身体素质提供更高一层的保障，将村民的疾病关口前移（如图 4-18 所示）。

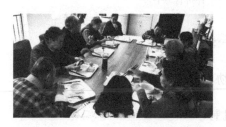

老年人三日食谱			
餐次	周一	周二	周三
早餐	山药粥、发糕、卤蛋	红枣粥、椒盐卷、咸鸡蛋、咸菜	红薯、玉米糁粥、馒头、香肠、酱豆腐
中餐	米饭、沙锅豆腐、素炒圆白菜、桃子	米饭、香菇炖鸡、炒胡萝卜丝	水饺、拌菜心
加餐	牛奶、面包	牛奶、面包	牛奶、饼干
晚餐	鸡蛋挂面汤、葱油花卷、胡萝卜炒肉丝、烧白菜	玉米糁粥、馒头、海米木耳烧菜心	米饭、蕃茄炒鸡蛋、素炒三丝

图 4-18　老年人个性化食谱的制定

四、打造体医融合"互联网＋服务"平台

(一) 建立个人健康档案

运用"互联网＋"、云计算、物联网技术，村民通过穿戴智能运动手环、手机应用、微博、微信、支付宝等方式建立个人健康档案，采集村民的日常锻炼及身体情况，预判村民潜在的身体疾病以做到提早预防及康复。

(二) 建立"五位一体"网络平台

在互联网、医疗、体育运动高度相互融合的基础上，建立身心健康档案服务管理平台、身心健康咨询管理服务平台、网络诊室平台、监管平台、评价管理平台等"五位一体"的网络平台，构建线上、线下的医疗和体育公共服务有机融合的管理体系。通过此平台，可以实时查看溪口镇村民的身体素质，为村民提供网络咨询就医及反馈的机制，从而实现资源共享、多元联动发展的新局面（如图 4-19 所示）。

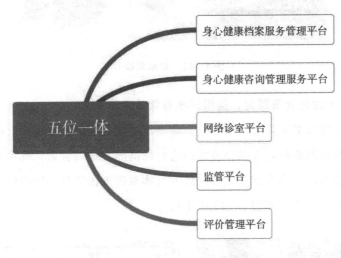

图 4-19 "五位一体"网络平台

五、打造体医融合发展的多元协调体制

(一) 打造溪口镇政府主导的统筹机制

体医融合的协同治理结果是多元主体协同发展的体育促进健康过程。而要实现该任务，由政府主导整个工程，是体医融合协同治理发展的必要条

件，也是我国体育、医疗事业取得成效的历史经验。政府由封闭管理模式向协同治理模式转变，通过法律、法规、政令等工具，在源头上明晰不同利益相关者的权利及责任，构筑多元主体均衡发展的合作秩序，引导、激励营利性机构、社会组织等统筹推进体医融合协同发展。

（二）健康促进委员会作为项目实施的有力保障

成立溪口镇体医融合健康促进委员会。该委员会应由地方政府与基层党组织主导，主要负责制定辖区内体医融合的发展规划、目标、政策和各部门的责权；指导、协调、培训、督促和评价社区体医融合服务的开展情况；为体医融合搭建平台并提供经费保障。

在健康促进委员会的主导下，以乡村居委会、乡村卫生服务中心为主体开展体医融合健康服务。

（三）卫生服务中心提供项目运营的专业支持

乡村卫生服务中心依托自身医疗资源，医生根据不同人群体质状况评估运动风险，制定运动处方；社区体育组织为居民的体育锻炼提供运动场所，组织与管理体育指导员，提升体育指导员的专业水平，从而提高居民体育运动的积极性；社区居委会负责组织与协调社区卫生服务中心与体育组织的工作，保证社区体医融合工作的有序开展

（四）通过高校合作确保项目的持续运营

从高校培养模式上来看，首先要改变原有的单一式教学模式，开设综合课程，培养综合型人才。在医学院，除了传授医学类知识之外，学生更要了解和学习运动疗法、体育健康与保健等相关体育知识，加强社会实践，使医学生能够指导患者进行科学的运动锻炼，让患者明白运动能起到增强体质的作用。同样，体育院校也要重视体医专业型人才的培养，学生在提升自身技能水平的同时，要注重运动解剖、运动康复等医学相关知识的学习，使学生了解人体的基本结构、功能、代谢特点和训练原理，熟悉各项运动的利弊，并提升学生的实践能力，实现医学专业与体育专业的交叉融合。

加强体医融合人才的继续教育培训。提高全科医生、社区家庭医生开具运动处方的能力，对现有的医疗和体育工作人员进行体医融合交叉培训，增加体医融合人员的专业知识储备。

第四节　未来展望

一、动态：体医融合促进身心发展

体医融合以政府为中心展开社区、医院、居民、学校深度合作（见图 4-20），以医疗问题为导向，组织人们进行安全、有效的体育锻炼。体医融合通过专业的体质健康干预计划，建立国民体质监测系统，广泛开展居民健身运动，加强体医融合和非医疗健康干预，通过实施针对老年群体的体质健康干预计划，达到慢性疾病预防和治疗的效果。

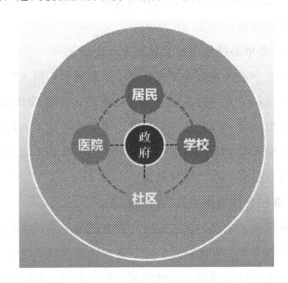

图 4-20　多元主体协同开展体医融合

通过制定和执行个体化的运动处方，帮助居民建立科学的"运动习惯"，获得良好、持久的运动疗效，以达到身心健康为最终目的，引导人民群众向不得病、少得病、晚得病的方向去努力。体医融合将进一步优化市场环境，培育多元主体，引导社会力量参与健身休闲设施的建设运营。

二、静态：体医融合科普与数字化发展

促进村民对健康与疾病的再认识，改变"医学救治"传统理念与认知固

化和对体育促进健康重视不足的现状。

充分宣扬运动促进健康的理念和价值本源，提升社会对体医融合的认知和认同，帮助居民重新认识健康、认识疾病；以"有病治病""无病防病"为健康目标，开展健康知识讲座、义务检查等公益活动。借助溪口未来社区现代化治理体制方案政策，本书团队积极响应国家健康战略，建立溪口镇村民健康体质监测系统，建立村民的健康电子档案。同时，配置体质监测电子设备，为当地居民进行体质测试，收集居民体质信息，分析并制作健康的健康饮食食谱并与智能设备联动，推出智能家居设备与可穿戴设备，记录居民健康数据，合理利用数字化资源，推动体医融合顺应时代向着数字化前进，从而有效促进溪口向田园城市发展（如图 4 - 21 所示）。

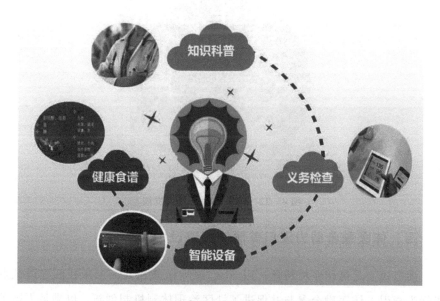

图 4 - 21　体医融合科普与数字化

三、动静结合：体医融合的可持续发展

从体医融合运动的可持续性来说，通过运动增强体质预防慢性病，或者说运动作为慢性病康复的必需手段，都要求运动长期、终身进行，运动停止则效果也会逐渐消失。尤其是慢性病患者的终身规律性运动非常重要。

从个性化的可持续性来说，坚持运动，有的是为了健康，有的是为了快乐，原因不同而效果相同，强调个性化引导才能实现运动的可持续性。

从方案实施的可持续性来说，体医融合遵循"问题提出、现状审视、对策提升"的研究思路和逻辑，即先"看"，再"问"，后"答"。在"描述"的基础上究其"问题"，探其"对策"，形成了"提、问、答"的研究技术路线，总结经验和制定新规划，不断探索，不断查漏补缺，增添新元素，推陈出新，保障体医融合的可持续性发展，促进居民身体健康的良性可持续。

体医融合要谋求可持续发展，必须结合新时期溪口镇当下体医融合的实情，因地制宜制定个性化方案，不断吸收国内外的实践经验，探索出一条符合中国特色的体医融合特色发展之路（如图 4-22 所示）。

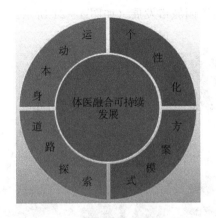

图 4-22　体医融合可持续发展

四、体医融合助力溪口美丽城镇建设

溪口镇立足衢州乡村特色，以 SUC 国际标准和省级未来社区建设试点指标为指引，体医融合参与并促进了社区治理体制机制创新，以满足人民美好生活向往为根本目的，增强了溪口居民归属感、舒适感和未来感。体医融合坚持预防为主，深入开展干预性健康指导运动，倡导健康文明生活方式（如图 4-23 所示）。

体医融合为溪口居民提供了良好的锻炼资源和专业的人才机构配备，并因地制宜、因人而异制定了个性化的运动处方，吸引了大批居民的加入。通过走访发放调查问卷和居民体质测试调查数据表明，部分的居民的慢性疾病得到缓解，也释放了生活压力，身心得到放松，在参加体医融合的过程中还结识了新朋友，改善了邻里关系。体医融合促进了溪口未来社区的数字化发展，在促进居民身心健康发展的同时经济负担有所降低，居民幸福指数上升。

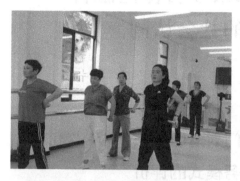
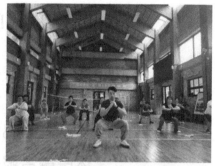
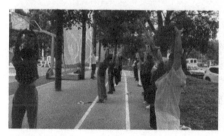
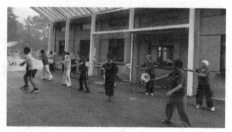

图 4 - 23　体医融合训练指导

五、以点带面：推动全民健身

体医融合服务范围是在全人类、全生命周期，全疾病过程形成养育、养生、养老的"三养"健康科技文化。"体育是提高人民健康水平的重要手段，也是实现中国梦的重要内容，能为中华民族伟大复兴提供凝心聚气的强大精神力量。"[20]中国正向着体育强国梦、民族复兴梦奋力迈进。全国各地正在推进体医融合实践，发起各种活动宣传贯彻体医融合。溪口作为未来乡村体医融合的先锋，是乡村体医融合的模范，目标是创建出在全国范围内可普遍施行、可复制粘贴、可推广借鉴的模式。

第五章　溪口未来乡村体医融合
服务模式的社会认同

第一节　政府部门对溪口未来乡村
体医融合服务模式的评价

　　本书团队通过访谈政府部门的分管领导及工作人员，了解到当地政府人员对未来乡村体医融合有着深刻的见解。他们认为，随着我国社会的不断进步，人们越来越注重养生，然而获取正确科学的健身养生方法途径有限，会导致缺乏"治未病"的意识，他们往往会认为生病了之后需要到医院就医，不会从预防的角度去考虑。将体医融合的概念融入社区居民的生活当中，有利于将体育运动和医疗卫生服务相结合，促进社区居民进行科学体育锻炼，在一定程度上可以预防、治疗某些慢性疾病，从而缓解当地医疗资源的压力，也可缓解居民就医负担。体医融合理念有助于将我国的医疗卫生事业与体育运动行业进行系统化、全面化的整合，对于提高医疗服务的质量，提高医疗服务的效率，增强管理能力有着巨大的优势。人们的身体素质不断提高，人们对美好生活的向往也在逐渐增加，人们的生活、工作、学习都充满了动力。拥有健康的国民意味着拥有巨大的人力资源、劳动力资源。相信未来乡村体医融合一定会慢慢地落实下去。

　　案例 1：

　　问：有没有听说过溪口镇内是否有落实体医融合相关制度？

　　答：有听说过，因为是跟我们学院（指衢州学院）这边，一个体育和医

102

疗机构融合的项目。

问：那主要有什么制度呢？

答：制度这块工作我没接触过，不是很了解哈，但是近年来活动还是蛮多的，有很多相关的医生来给这边的居民做讲座，为他们建立医疗的数据库。

问：目前溪口已落实的健康政策、健康行动有哪些？

答：政策这块我这边不大了解，可能卫生院那边了解会比较多。健康行动这块还是比较多的，首先是体医融合这一系列的活动，还有居民平时的健康体检，数据库的建设都是有的。

问：那涉及的参与部门主要有哪些？

答：部门的话，一般医疗部分以卫健为主，学院这边也有参与，又因为属地在溪口镇，溪口镇政府也有参与。

问：体医融合人才队伍建设相关制度有哪些？因为体医融合涉及体育和医疗，所以在这方面的人才制度有哪些？

答：制度这块我是真的不大了解。但是我认为应该是一个鼓励性的政策，就是希望我们的人才可以回归嘛。

问：目前的话，医疗部门是否联合体育部门共同开展一些活动？

答：近两年因为大健康是趋势，浙江省也有健康考核的要求，各个部门在这方面的活动都是挺多的，比如说马拉松、健身操、排舞比赛等，这些都是相关部门共同举办融合在一起的活动，参与度也非常高。

问：我们溪口镇这边有没有去对接过医疗部门，会开设一些运动处方培训什么的？

答：我目前了解到的好像不是很多，因为体医融合这方面专业性的可能还是卫健部门，卫生院了解得会更多，有没有更好的处方或者是类似的培训。目前他们主要是以讲座、义诊为主。以后如果有运动处方的方向，之后可能会采取实施。

问：溪口这边有联合医疗机构建立数据共享平台吗？

答：是有这样一个数据库平台的，因为每一年都有居民的体检，65岁以上的老人肯定是有的，他们本人体检信息的查询都是可以做到的。目前溪口有一个健康小屋，那边的医疗设备，也可以登录我们的数据库平台，就是可能场地比较固定，以后也许可以达到直接在手机上进行查询的目标。

问：那医疗机构定期开展的健康体检，会反馈到我们溪口政府这边吗？

答：我们这边是没有的，因为有些涉及居民个人的健康数据私人隐私，一般是他们那边和居民单独联系。

问：当前体育/医疗经费的保障来源有哪些，比如说当地的卫生院想在这边开展一个讲座，我们政府这边会提供一些什么帮助？

答：我们这边主要负责场地的提供，比如说他们来讲座，我们还会带点小礼物。

问：我们学院在溪口这边开展体医融合与政府签订了合作协议，然后这块试点经费的主要来源是？

答：这一块我接触得不是很多，实在不是很了解，可能回答不出。

问：如果说是乡村建设，这可以算进去吗？

答：可能可以算在里面的一块内容，那里面会有一点来源。

问：您认为政府部门在体医融合开展过程中应该如何起到协同作用？

答：现在我们是属地，作为属地的乡政府，一个是前期的牵头，然后是中期的保障和后期的总结，就是承上启下、协调的一个作用。

问：目前未来乡村建设当中很重要的一块是智慧化，在体医融合建设上是否有这方面的谋划？

答：按我自己的想法，可能以后会有比如让数据库更加的方便查询，再比如让居民的生活更便利，及时了解自己的健康情况，就医更加的方便什么的，都是有关的方向。

问：您对未来乡村体医融合落实有什么看法？

答：参与性是非常重要的，我觉得首先是要把周边的居民联合起来，然后我们提供的服务可能也可以再进行一些升级，指导帮助我们居民提高健康素养。

案例 2：

问：目前溪口已落实的健康政策、健康行动有哪些？

答：这个有些许宽泛，比如说什么样的健康政策？

问：就是比如说医院和体育机构结合起来，这类相关的政策。

答：我这里一般自己不制定什么健康政策，一般都是县里，卫生健康这方面，他们有相关配套的政策，我们去进行执行。

问：我们去执行了县里面哪些这方面的配套政策，可以举一些例子吗？

答：比如说给村里的居民普及健康知识，加强卫生健康类群众喜闻乐见的文艺、影视作品的创作和展播。再比如说，我们村里面的养老机构、机关单位，都有实施合理膳食行动，鼓励全社会参与减盐、减油、减糖行动。

问：是否联合体育和医疗部门共同建立共享平台？

答：我们这里有一个公众号，平时会发一些健康的资讯，或者一些体医融合的宣传报道。

问：那溪口作为体医融合试点工作的一个属地，试点经费的主要来源是？

答：比如说什么样的试点？

问：比如说平时搞培训什么的？

答：一般我们政府这边产生不了什么经费的，他们只是在场地开展活动，那我们场地就免费借给他们使用，如果说要产生其他费用，我们和衢州学院是校地合作的嘛，项目都含在里面的，不产生这些费用的。

问：那比如说我们村里面基础设施的建设，像公共场所的健身器材这类呢？

答：健身路径现在都是民生实事，是省里直接会有经费支持的，比如说县里文体局，会给我们指标哪些村可以创建，那么一些基础设施不健全的村，我们就可以上报，是不产生费用的。

问：您认为政府部门在体医融合开展过程中应该如何起到协同作用？

答：平时会举办一些义诊活动，那在诊断的过程中，我们都是会让医护人员除了帮忙看病外，还要让他们对居民做相应的体育运动指导，把体育锻炼融合在平时的生活中。

问：目前未来乡村建设当中很重要的一块是智慧化，在体医融合建设上是否有这方面的谋划？

答：我们村里有一个健康小屋，里面可以免费地进行一些测血糖、血压，这些常规的测试，居民们可以自行前往测量。智慧化我觉得就是让居民们更加方便，我们的设备需要更加的智能，不过设备上可能还是要专业的人员来进行迭代升级。

问：您对未来乡村体医融合落实有什么看法？

答：我觉得这个要普惠一下，比如说体医融合现在在我们这里做，可能范围只是社区的居民，是不是可以扩展到村里去，因为我们这里有 14 个村、1 个社区，现在只是仅仅在社区做，然后体医融合的项目内容可以更广一点，现在都是社区的居民在参与，很多村里面的居民可能了解得都不多。

第二节 社区居民对溪口未来乡村 体医融合服务模式的评价

案例 1：姜国船

男，56 岁，现在已经退休，目前在家中务农。身体状况良好，主要存在高胆固醇的问题，下肢的基本功能较差。姜国船是最早一批参加体医融合的人员，且是为数不多坚持下来的男性参与者。经过详细地访谈，总结出以下访谈结果。

姜国船刚开始听说体医融合时，觉得就是运动和医疗的简单组合，后来他成为参与其中的成员，逐渐对体医融合有了更深的了解。他了解到体医融合的目标是通过体育活动促进身体健康、心理健康和社交互动的整合。它强调个体化的健康管理，根据老百姓的特点和需求，制定出针对性的健身计划和康复方案。同时，它还关注运动对心理健康的积极影响，通过体育活动来缓解压力、改善心情，并促进社交交流。姜国船认为通过体医融合交到了许多好友，心情也逐渐变好了，不再像以前那样烦恼。体医融合在实践中采用了多种方式和技术。例如，一些医疗机构提供运动处方，医生会根据患者的病情和需求，向其推荐适合的运动方式和强度。另外，一些体育训练中心也开始与医疗机构合作，为特定患者提供定制化的康复训练和运动指导。这些方式和技术都在参与的过程中看到过或者感受到过。

姜国船说道："一开始我不知道村里有这样的项目，后来我在跟村里的一些朋友闲聊的时候知道衢州学院来了几个大学生,组织村民进行体育锻炼,还免费对我们进行身体素质测试,我觉得这样蛮好,尤其是年纪变大了,身体素质这方面变差了,有锻炼的需求,平常在家也没事,就赶紧报名参加了。报名参加的男性不多,能坚持下来的更不多,我是为数不多至今还参与其中的。"提到自己的坚持参与,姜国船表示庆幸和自豪。

1. 运动现状

姜国船在家里最常进行的运动就是饭后和老伴一起散步,有时候也会出去跳广场舞,有时间会和朋友去专门的运动场地打羽毛球。平时姜国船进行的体育运动不多,饭后散步基本上一天一次,一次一个半小时,跳广场舞平均一个星期一次,一次两个半小时,打羽毛球基本上一个月一次,一次两个小时。

2. 项目效果

(1)知识储备

随着参与项目的不断深入,姜国船逐渐认识到了体医融合和体育锻炼的区别和联系。首先是目标不同,体育锻炼的主要目标是提高身体素质、增强体力和耐力,以及培养团队合作精神。而体医融合的主要目标是通过运动让身体更健康、更强壮,并通过医学理论和方法实现疾病预防和康复治疗。其次是进行的主体不一样,体育锻炼通常由运动员、教练员或个人自行进行,注重技能和竞技性,而体医融合需要医生、运动科学专家、康复师等多学科专业人员的参与,注重个性化健康管理。但是两者都能促进身体健康和康复治疗,对于人的健康成长有重要意义。

在访谈中,作者特意询问了姜国船对于运动损伤的处理方法,他都基本正确地回答了出来。对于扭伤,可以采取这样的方式处理:首先,让受伤部位休息,避免进一步加重损伤。其次,使用冰袋敷在受伤处,每次敷约15~20min,每日3~4次,以减轻肿胀和疼痛。再次,使用弹力绷带固定受伤部位,以提供支撑和稳定性。最后,抬高受伤部位,有助于减轻肿胀,对于肌肉拉伤,他比较了解,因为他之前经常肌肉拉伤,所以特别注意了处理方式的学习。首先,马上停止活动。其次,使用冰袋敷在受伤处,每次敷约15~20min,每日3~4次,以减轻肿胀和疼痛。然后,使用弹力绷带或包扎固定受伤部位，以提供支撑和稳定性。最后，在康复期间进行物理治疗，包括适度的运动和按摩。姜国船说之前村里有个村民不小心在家中骨折了，后来村里专门开了骨折的处理方法的讲座，他将自己的笔记给作者查阅，作者记录了他的学习成果：首先，将骨折处用固定器、夹板或绷带固定住，以防止进一步移动。其次，保持休息，并尽快就医，接受医生的进一步治疗。最后，医生会决定是否需要进行手术治疗，根据具体情况拟定康复计划。不过医生也特别提醒了，对于严重的运动损伤或者疑似骨折等情况，村民应该立即就医寻求专业帮助，以获取准确的诊断和治疗建议。

（2）生活习惯

参加这个项目之前姜国船去医院检查，身体的主要问题是胆固醇太高，医生告诉他这是平常吃东西不节制、不爱运动造成的。并且医生说姜国船的下肢因为长期运动不充分，灵活性和力量性都不够。参加体医融合项目后，姜国船每周定期进行适当强度的体育锻炼，同时还能跟街坊邻居聊聊天，身体素质变好了，心情也变好了。有些时候村里开展健康讲堂，姜国船听了专家的讲解知道怎么吃更健康，也学习到了很多营养学知识，现在他吃东西十分注重膳食均衡。参加了几年的项目之后，姜国船的胆固醇下降了不少，下肢也得到了充分的锻炼。他每天健康生活，心情也变好了不少，可以说是实现了身心健康发展。

（3）邻里关系

姜国船认为参加体医融合项目对邻里之间的关系有很多积极影响。第一个就是能增加交流的机会。参加这个项目有很多室外体育锻炼的时间，这通常需要与他人共同进行，如参加舞蹈排练等团队活动。在这些活动中，姜国船和街坊邻居团结合作，通过互相交流和协作排练出一支舞蹈或者赢得比赛的胜利，这可以增强村民的交流和合作能力。第二，可以培养友谊。参与体医融合，你能认识其他运动爱好者并且与他们建立深厚的友谊。姜国船和老张就是这么认识的，他们有很多共同爱好，他们一样追求身体健康，共同面对挑战，所以他们有很多共同话题。第三，可以拓展社交圈。通过体医融合，姜国船有机会结识有不同背景和兴趣爱好的人。这样扩大了他的社交圈，让他有更多的机会与各种人交流和互动，丰富了他的社交生活。总的来说，参加体医融合可以提升个人与他人的关系，通过这种方式，你可以建立友谊、培养团队精神，并增强自信心和自尊心。

3. 前景展望

为了了解村民对项目的满意程度和对项目的意见建议，我向姜国船提出了具有代表性的几个问题，并将他的回答做了归纳和整理，形成了有效的第一手资料。

（1）政府在项目中的作用

第一，制定政策支持。政府可以制定相应的政策和法规，为体医融合项目提供必要的支持。例如，政府可以提供经费补贴、税收减免等优惠政策，吸引更多企业和高校参与到合作项目中来。第二，提供资金投入。政府可以向体医融合项目投入资金，用于项目启动、设备购置、人才引进等方面。第三，整合资源。政府可以整合各方面的资源，包括企业、高校、医疗机构等，促进它们之间的合作与交流。政府可以组织专门的会议、展览、培训等活动，搭建起沟通平台，推动各方共同参与体医融合项目。第四，进行审批和监管。政府可以对体医融合项目进行严格的审核，确保项目符合相关法规和政策要求；同时，政府还可以对体医融合项目进行监管，及时发现并解决潜在的问题，保证项目的顺利进行。

（2）需要做出的提升

在课程内容方面，确保课程内容能够全面涵盖体医融合的各个方面，包括理论和实践。需要结合医学知识和体育运动实践，设计具有针对性和实用性的课程模块。例如，可以包括医学基础知识、运动生理学、康复训练、运动营养等方面的内容。

在师资配置方面，拥有经验丰富的师资团队是体医融合项目顺利运行的基础。需要招聘具有医学和体育背景的专业人员作为教师，并且给予他们持续的培训和学术支持。同时，可以邀请相关领域的专家学者参与项目的指导和讲座，提供更多专业化的知识。

在运行机制方面，建立科学有效的运行机制是项目成功的关键。需要制定明确的项目目标和运行流程，并建立相应的评估和监控机制。可以引入志愿者评价、教师评价和村民评估等方式，定期检查项目的运行情况，并根据评估结果进行调整和改进。

（3）未来乡村体医融合落实的可行举措

在硬件设施方面，提供良好的实践条件和设施，如医疗器械、运动场地、康复设备等，以支持体医融合项目的教学和实训活动。现在溪口的训练场馆跟之前比条件有所提升，但还是有待改善，比如夏天空调制冷效果不明显，能够运动的场地不够大，设备比较单一。

在项目宣传和推广方面，加大对体医融合项目的宣传和推广力度，吸引更多的学生和专业人士参与其中。可以通过校园宣传、媒体报道、社交媒体等途径扩大项目的知名度和影响力。

在基础建设方面，加强农村医疗设施建设，完善医疗信息化系统。提升乡村医疗机构的硬件设施和软件支持，推动医疗设备的更新换代，提高乡村医生的诊断和治疗能力，为农村居民提供更好的医疗服务。现在溪口中心医院的医疗水平有了较大的提升，但还不能处理重大疾病，尤其是急性重大疾病。农村的医疗设施进一步优化也能给体医融合项目带来极大的便利。

在访谈中，姜国船对于体医融合的评价较高，同时也愿意提出自己的意见和建议，使我们获得了许多有效信息，现将部分访谈实录记录如下。

问：您对参与项目指导的老师有什么印象？

答：我觉得他们很亲切、很专业。有些老师不是溪口本地人，但是为了让村民都能听懂，专门跑去学了方言，我们听到熟悉的口音就会感觉很亲切。而且他们不仅在上课的时候关注每个人的锻炼状态，在课后也会在微信上关心我们的生活，给出具体的饮食、锻炼意见，逢年过节还会发祝福给我们呢！这些老师也特别专业，我上了好久他们的课，也听了好几场讲座，在课上和讲座上学到了很多锻炼技巧、舞蹈动作还有创伤处理，这些知识是我平常很难接触到的。在测试的时候，这些老师用到了很多先进的设备和测试方法，还教会我们怎么根据数据了解自己的身体状况。有些老师是衢州学院的教师，他们的年纪比较轻，有时会和我们科普现在年轻人的生活方式，村里的老年人都感觉离年轻人的生活更近了一些，心态也变年轻了。

问：请问通过这个项目您还希望获得哪些方面的学习和指导？

答：第一，可以提供一些心理方面的医疗服务。现在村里的年轻人都很少回来，村里的老年人居多，有些还是空巢老人，长期的孤独可能会导致老年人出现心理健康问题。平常我们接受的检查多为生理方面的，可以安排一些专业的心理医生为有需求的老年人提供心理咨询，为他们排忧解难。第二，可以增加饮食方面的指导。村民大多数只知道吃饭要荤素搭配，但是不知道具体的饮食结构应该是怎样的，也不了解不同品种的食物有什么不同的作用，可以请一些营养学专家开设相关的课程，让村民在日常生活中也学会营养搭配。同时也可以根据身体素质测试结果为每位居民制作定制食谱，利用饮食改善身体健康状况。第三，开设多种舞种的锻炼教学。目前村里锻炼课程中的舞蹈比较单一，可以聘请更多舞种的老师来教学，将锻炼与舞蹈有机结合，还可以组建舞蹈队，在节假日进行展示演出，激发村民的学习积极性。第四，可以组织一些健身小游戏。举办一些与健身有关的趣味活动，同时设置奖励，这样既可以激发村民的参与热情，也可以进一步拉近村民之间、村民与老师之间的关系，大学生志愿者同样可以参与其中。

案例2：罗海琴

女，63岁，中等身材，虽然已是63岁了，却一点也不显老，要不是看到她的几缕白发，还以为她还很年轻。

海琴阿姨是最早的一批加入我们体医融合培训的人，因此我们特地来与她进行了一场谈话，记录如下。

问：海琴阿姨您好，我是衢州学院体医融合团队的学生，本次的访谈只是想了解一些基本情况，海琴阿姨不用紧张，可以就把我当成是你们家的小孩子，坐在一起聊聊天。海琴阿姨当初为什么会选择加入我们体医融合的项目？

罗海琴：我就是一个活泼的性格，在家里闲不住呀，当初听说有这个项目，然后原想着就是锻炼身体嘛，还拉了几个小姐妹一起参加，现在发现啊，不仅仅是身体素质提升了，还让我找回了当初读书的感觉，和我的几个小姐妹就像是同学，一起在教室上课，每天有说有笑的，还有你们这些年轻人经常来辅导我们，人真是越来越年轻了。

问：海琴阿姨本来就年轻，您参加我们的项目，家里人知道吗，他们是什么样的想法？

罗海琴：我老伴，还有儿子女儿都知道，我小儿子和我说呀，挺好的，在家里没事来学习一些课程，锻炼锻炼，预防慢性疾病嘛，他们都是支持我的。我给我的孙子孙女发我跳舞的视频呀，他们都说我跳得棒呢。

问：看得出来，海琴阿姨的家人都很好，他们平时也经常锻炼吧？

罗海琴：是的，我家里的运动细胞都还不错，我小儿子呀，小时候读书的时候，参加运动会，经常拿冠军呢，奖状到现在还在家里留着。我大儿子给我生的孙女，有一个是运动特招生，上了我们这的重点高中呢。

问：那平时除了参与我们的项目，还会进行其他的体育运动吗？

罗海琴：会的，早上天气好我就会早起带着我家土土出去跑跑步。

问：土土是？

罗海琴：土土是我养的一只金毛犬，白天没事就带它走走，太会跑了，有的时候不带它出去走走，就围着我撒娇，硬是拖着我出去跑跑。到了晚上嘛，我就和几个小姐妹一起去小区的广场，跳广场舞。偶尔懒得出去跳舞，就拉着老伴在家，和我一起做瑜伽，我在家也当个小老师，指导指导他。

问：海琴阿姨每天过得真有趣，那您觉得参加这个项目对您身体健康和生活习惯有哪些影响？

罗海琴：身体肯定是更健康了嘛，好多亲戚都说我身体好，一点 63 岁的样子都没有，生活习惯上的话，我觉得我的失眠啊，有了很大的好转，特别是有瑜伽课的时候，大汗一出，回到家等到晚上 9 点多，就想睡觉了，以前我都是 11 点多了，还不怎么困呢。我觉着呀，就是这个项目，治好了我多年的失眠，我其他小姐妹的身体也有小问题的，和我一起参加训练后，现在都说好多了。

问：早睡早起身体好，身体好就是最好的。那您如果遭遇了运动损伤，您能运用这个项目所学到的知识来处理吗？

罗海琴：可以的，可以的，如果是关节扭伤，将扭伤关节部位垫高，先用冷水敷，过两三天再热敷。如果是肌肉轻微的拉伤，用冷水把毛巾弄湿，冷敷半小时，重复三次。还有一些急救知识，老师在教室内向我们演练过的，我们也都实操模拟过，大体都记住了。

问：海琴阿姨记性真好，那请问您参与这个项目，和邻里之间的关系有产生什么影响吗？

罗海琴：有的呀，有些人平时都不怎么聊天，一起来参加这个项目之后，真就像成了同学，上课的时候大家互相帮忙，下课了坐在一起聊聊天，交流交流，每天来要一起来，下课结束后，还要一起回家。我在这里也交到了很多新的好朋友，有的人之前不熟，还以为是个冷性子，没想到呀，竟是个外冷内热的性子。真就是不玩不知道，一玩吓一跳。

问：是这样的，很多人都是要接触过之后，才能真正地认识到他嘛。海琴阿姨认为政府在这个过程中起到了怎样的作用？

罗海琴：我就是一个农民，这个我也不是很懂，但肯定是要感谢我们的好政府，帮我们联系你们这些大学生，还有上课的老师，创造了这样的一个好的机会，让我们这些老阿姨呀，还可以聚在一起锻炼身体。

问：哈哈，海琴阿姨说笑了，你们也很年轻呢，我们也非常感谢当地政府还有我们的学校，能够创造这样的机会，让我们这些不同年龄层面的一群人可以聚在一起，聊聊天哈哈。海琴阿姨您对参与项目指导的老师的印象怎么样？

罗海琴：老师们都很认真，我记得我刚开始学健身操的时候，动作总是做错，跟不上，太快了他们，老师就帮我一点一点地抠。有一次，有一个地方我总是做不好，我都想放弃了，不想做了，随便糊弄过去，但是老师就一直鼓励我，告诉我说，我可以的，非常仔细地指导我应该怎么做，哪里做得不对，下课了也在鼓励指导我，我就很感动的嘛，就觉得不能让老师失望，就一直练呀，后面终于让我学会了。

问：坚持就是胜利，海琴阿姨优秀。那么通过这个项目您还希望获得哪些方面的学习和指导呢？

罗海琴：我觉得现在的舞蹈课呀，瑜伽课呀，这些课就已经很好了，还能加什么我也不知道哈哈。

问：嗯嗯，那您觉得这个项目在课程内容、师资配备、运行机制等方面需要做哪些提升？

罗海琴：这个我感觉就是，我们人太多了嘛，然后上课的时候，老师可能照顾不到所有的学员，只能帮到部分学员，我觉得如果可以的话，可以多一些老师，因为有的时候，我离的老师比较远，感觉就很难被老师照顾到了，然后瑜伽课嘛，因为教室空旷，离得远，老师讲话就有些听不清，可能没听懂下一个动作是什么。然后就只能观察前面离得近的人，他们是怎么做的，我们后面的人就跟着做。

问：是的是的，这确实是一个问题，海琴阿姨觉得还有什么问题吗？

罗海琴：还有嘛，就是舞蹈课，教室比较小嘛，我们是三列纵队，然后万一多两个人过来，我们就很拥挤了，就是哦，什么时间，哪些人来这个教室上舞蹈课，要规定好，这样就不会挤了，是不是呀。

问：是的，是这样的。那海琴阿姨对未来乡村体医融合落实有什么看法？

罗海琴：我觉得以后呀，一定会越来越好，会有越来越多的人加入我们，和我们一起训练，锻炼身体。

通过本次的访谈，我们总结出以下结论：

①体医融合目前的成效显著，可以明显看出村里居民的幸福感因项目而上升，不仅对居民们的身体健康产生了良好的影响，更是作为一个交友的渠道，增强邻里之间的感情。同时让居民了解到了更多的急救知识，让他们在关键场合，可以有一定的能力施展。

②项目目前存在的问题，也十分重要，随着越来越多的人参与其中，场地和师资的配置，相对没有跟上，需要扩大师资力量，招募更多的老师来进行指导，同时场地方面与政府联系，是否可以提供更好的场地平台。

③针对未来的发展，在当前的基础上，继续改进，继续完善，相信体医融合的未来定是一片光明的。

案例 3：吴玲芳

吴玲芳是溪口体医融合项目的村民导师之一，她是一个性格外向、充满活力的人。虽然吴老师参与体医融合项目的时间较晚，甚至于我们在溪口开展体医融合的前半年她都从未参与和了解体医融合，但是考虑到吴老师退休前是浙江省医疗健康集团衢州医院（浙江衢化医院）中药房的一名药剂师，具备基本的医疗知识，而且吴老师退休以后一直学习并从事瑜伽教练这一工作，在基本的瑜伽动作、运动损伤康复动作方面有较为深入的了解和研究，因此我们便将吴老师发展成为溪口镇体医融合的村民导师，我们相信吴老师一定可以帮助溪口镇的村民更好地理解和参与到体医融合项目中来。

生活中，吴老师是一个非常外向、活泼而且充满活力的人，但是看到她又会有一种很安稳很踏实的感觉。在我的印象中，几乎每一次看见吴老师她都面带笑容，走在路上感觉天气都晴朗许多，眉眼之中传达出满满的都是善意，所以我也特别喜欢而且享受和她聊天。她很温柔，讲话也温声细语的，让人听了很舒服也很放松，跟她聊天的时候我常常忘记她是一个长辈，聊家常、聊生活、聊健康，没有"代沟"更不会觉得无聊。在聊天的过程中我也发现吴老师还是一个非常热爱生活的人，她常年坚持每天晨练一小时，除了会去瑜伽馆当瑜伽教练之外在家还会种种花、养养鱼，吴老师非常喜欢拍照，我有幸看到了她的手机相册，里面全是她种的花、养的鱼还有做的菜。

在工作方面，吴老师是一位认真负责、责任心非常强的老师。因为吴老师是衢州市龙游县溪口村本地人，所以对溪口镇以及未来社区的特点，包括人口构成、村民们的需求、当地的特色文化背景和社会经济情况都有比较深入和透彻的了解，所以在方案制定和调整方面，吴老师总是及时与我们沟通，向我们说明情况，为我们提出了非常宝贵的建设性意见。而且在训练的过程中，吴老师总是能细心地关注到每一位学员，及时帮助乡亲们调整姿势，也能在第一时间察觉到乡亲们做动作时的难点，及时为他们讲解，并鼓励村民积极配合参与训练。让我印象非常深的是一次我问吴老师，是什么让她决定加入我们成为村民导师，原话我记不清了，但是大概的意思就是她觉得她是一名运动爱好者而且又有过从医的经验，她认为将两者结合起来是一种很好的想法，她又有相关方面的优势，她觉得她应该参与进来，为溪口镇村民们的健康出一份力，对自己来说也是积累了一份福报。

虽然在此之前我也经常和吴老师聊天，但是确实很少直接聊到她对体医融合的感受、看法和建议，因此特意在吴老师带村民们完成训练后与之开展了一次针对体医融合的谈话。谈话记录如下。

问：吴老师你好呀，今天的训练结束了哦？训练完还挺热的哈，看你流了不少汗。

吴玲芳：嗯，刚结束。这个房间不怎么通风，虽然天气已经转凉了但是运动起来还是很热，出出汗也是好的，要多动动的。

问：出出汗对身体好。我今天来找你主要想了解下你对我们体医融合的一些看法和建议，就是我们开展了这么久的体医融合，我们两个也聊了这么多次天，都没有好好来听听你的看法，所以想说过来听听你的想法。

吴玲芳：好的，很欢迎，因为我也挺喜欢体医融合这个项目的，有什么我可以帮到你们的，我知道的我一定好好配合。

问：首先谢谢你的配合！我会问你一些问题哦，你根据实际情况回答就好了。

吴玲芳：好的。

问：那我们从身体状况开始聊吧，你自己感觉最近的身体状况啊，心情方面怎么样呀？

吴玲芳：身体方面我觉得自己现在的状态非常好，非常健康，心情方面也很好，每天做做瑜伽、养养花、做做家务很充实也很开心。

问：看着你我也觉得肯定很健康也很开心，现在阳台上的花还是这么多吗？

吴玲芳：是的，我前两天趁有雨又移了两株兰花，然后我之前种的多肉前两天下雨忘记拿进来了，被雨打了很多下来，我又找了个花盆把它们都种起来了，等长大一点再移了，要放不下了哈哈哈。

问：真的，光看照片都觉得你家阳台热闹"死"了。那关于体医融合，因为刚开始的时候你是没有参与的嘛，所以在你参加之前有听说过体医融合吗？又是什么样的机缘巧合让你接触到我们体医融合这个项目的呢？

吴玲芳：你们体医融合在溪口开展的前半年我是没有参加的，也没有了解过。那随着时间的推移，半年以后，我就听说衢州学院过来办体医融合的项目。那对我们这种本来就很喜欢运动的人来说，我肯定是很有兴趣的。之前的时候我也一直在溪口镇的瑜伽馆里教瑜伽，后面瑜伽馆这边不开了以后，有些社区里的居民，跟我说这里有体医融合的，叫我参加进来，我就开始参加了。

问：等于是之前跟你练瑜伽的居民告诉你才开始了解的。那又是什么样的机缘巧合你变成了村民导师嘞？

吴玲芳：嗯，等我参加进来以后呢，居民们可能看我是瑜伽老师，然后就跟范老师推荐了我，叫我过来教瑜伽，这样子我就很荣幸地成为体医融合项目的村民导师。

问：那我们还要好好感谢一下向范老师推荐你的村民，给我们找到了一个这么好的导师，我们轻松很多也放心很多喂。

吴玲芳：没有没有，在这边当瑜伽老师，我也很开心的。

问：我感觉印象当中你跟我说过你以前就经常锻炼，很喜欢运动，那你之前有接受过类似的体育指导吗？平时你自己锻炼的话一般是一个星期几次然后一次多少时间呢？

吴玲芳：对的，我之前就是很喜欢参加体育运动的，最开始是打排球；后面最多的肯定是排舞，排的是广场舞，跳得也比较多；然后退休了以后就开始做瑜伽，我觉得这个瑜伽挺适合我的，然后就学习了当瑜伽教练，参加了网课，通过线上线下的方式，学习瑜伽理疗之类的一些知识。我自己对身体疗愈这一块一直以来也都是比较关注的。平时自己锻炼的话我基本上每天早上都会运动一个小时的。

问：居然会这么多运动，太厉害了，而且还可以坚持每天都锻炼，我要向你学习。那吴老师，你参加完我们这个体医融合的项目以后，你觉得体医融合和普通的体育锻炼有区别吗？还是说觉得它们是一样的啊？

吴玲芳：那区别大了，因为我自己之前也是做医疗工作的，对身体保健啊、疾病医治啊都有一定的了解，你说中医还好一点，它都是全身一起调理的，但是西医虽然说对症下药，症状是没有了，但是对人这个身体是很损伤的，可能也是因为我自己在医院上班吧，平时生病我都不是很喜欢去医院。你们带来体医融合这个概念么先不说治疗一些疾病有没有效果，至少在预防一些慢性病方面是一定有效果有作用的。我自己也研究瑜伽，很多瑜伽动作就是可以防治运动损伤的，我觉得两个是有相通之处的。

问：其实这也是我们做体医融合的初衷吧，就是想让更多的慢性病被扼杀在摇篮里，让更多人免受疾病的折磨，也能尽量地规避一些手术什么的。那你能具体说说体医融合和传统体育锻炼的区别吗？就是说体医融合是什么样的，传统体育锻炼又是什么样的？

吴玲芳：那我先说一点最明显的好了，就是体医融合它会结合到像医学的知识、运动方面的知识还有人体工程学方面的东西吧，但是像我们日常的锻炼，一般锻炼就是锻炼，最多就是锻炼哪一块肌肉，不会和医学扯上关系的。

问：对的，的确我也觉得这应该是最明显的一个区别了。

吴玲芳：嗯，还有的话就是体医融合更有个性一点吧，就比如说你们会来定期给我们测一些数据，根据数据调整训练计划和方案，然后对不一样身体素质的学员也会用不一样的要求去对待，但是如果是平时的锻炼可能就会更强调什么样的动作是标准的，比如说我们之前排广场舞，手伸到哪里大家要统一，什么时候伸手也要统一，大家都做一模一样的动作，有一个统一的标准，也不管别人能不能做到。

问：你说得很好，虽然我们现在还不能实现一对一地给大家提供训练指导和方案，但是我们的计划和活动确实是根据溪口村民的情况来制定和调整的。

吴玲芳：如果还要说，我觉得可能体医融合会比普通的体育锻炼更高级吧。首先这个名字就感觉很先进了哈哈哈哈，然后就是老师给我们做的一些测试，也都是以前没见到过也没做过的。而且我听说你们回去还会把测试结果导到什么数据平台上对我们的身体状况做一个监管，所以我感觉都是科技，挺高级的。

问：确实，体医融合也是这几年刚提出来的概念，确实挺新的，没听过也是正常的，但是你说的"高级"的点确实也是我们体医融合和普通体育锻炼相比比较大的区别。除了这些还有什么想补充的吗？

吴玲芳：嗯，差不多了，应该就这些了。

问：那你觉得参加到我们这个项目里面来，对你的身体健康、慢性病、生活习惯啊有哪些影响呢？

吴玲芳：我觉得，参加体医融合这个项目，对我的身体健康和生活习惯产生了很多方面的影响。参加体医融合本身就是为了改善身体健康来的，这半年来，你别看我看着不胖，但是我之前还是有很多赘肉的，而且我不管怎么运动怎么锻炼这些赘肉都减不掉，但是现在相比半年前，我的体重减轻了4公斤，血压也比之前更稳定了，你看我现在的肌肉！我觉得现在整体的健康水平肯定是提高了的。

这个有效果有变化也不单单是我一个人，虽然我也没看到那些乡亲们的数据，但是因为我每周都带他们做瑜伽嘛，我是可以很直观看出来一些变化的，刚开始的时候，有些居民就是会这次来下次不来，现在大家基本上都会很积极很准时地来，别的不说耐力是变好了吧。

问：对你们来说有效果就是我们最开心的事情了。确实从我们几次训练测试出来的数据上分析大部分村民的身体素质都是提高了的，只是可能有一部分村民的身体素质变化大一些，一部分变化小一些。然后，我想了解一下，因为你之前在医院工作嘛，本身就有一定的医学知识，那你参加了我们这个体医融合的活动以后对运动损伤的处理有什么变化吗？就比如说会不会用新学的知识处理运动损伤呢？

吴玲芳：会呀，因为我学习了肩颈的这一块和下肢骨盆、脚腕、膝盖、脚趾这一块的理疗。如果说受伤了，对我来说我会帮乡亲们做理疗，告诉他们怎么样防止受伤，怎么样保护自己。所以我真的觉得在社区里带带他们那些中老年人，学、练瑜伽，我挺高兴的，他们理疗的效果也挺不错的，他们也蛮挺喜欢的。有了体医融合这个项目，让我的特长能够发挥出来，服务于社区的居民，我心里也特别的高兴，因为能通过体医融合帮助到广大的乡亲们，我也非常的开心。也算是积攒了自己的福报吧。

问：大家伙碰上你这样一个认真负责的老师也是一种福气嘞！说到帮助乡亲们，我想问问通过体医融合你觉得大家之间的邻里关系会有变化吗？

吴玲芳：这个肯定是有很好的影响的喂，因为我们有很多动作都是要两个人配合才能完成的，所以大家之间的交流配合啊都会变多，就会有比较积极的作用吧，而且来到这里的人嘛大多都有一样的兴趣嘛，所以大家一起聊聊天都很开心的。我听水英她们讲现在她们一群好几个不仅会一起锻炼、一起去听健康讲座还会一起去超市去菜市场买菜，有时候还会聚在一起烧健康餐一起吃饭。

问：那还挺有意思的哎，这样也有伴能热闹一点，大家可以一起买买菜吃吃饭。那这段时间坚持下来参与下来哦，你还希望我们体医融合给你或者说给乡亲们提供一些什么样的帮助呢？

吴玲芳：我希望体医融合能一如既往地办下去，更好地服务于乡亲们，这是我所愿望的。但是有你们老师经常来，老师来给我平时的活动做指导，我们更欢迎。就比如说我现在在教的瑜伽，我就希望老师能来对我们的训练做一点点评和指点，比如大家一段时间做下来有进步了可以怎么样加大一点难度，乡亲们之间有的人比较适应，各方面变化都比较大，有的适应能力比较弱一点很长时间坚持下来了还没什么很大的变化，这样在动作选择上应该用什么方式解决这种矛盾。总之就是在带乡亲们锻炼的过程中有时候还是会出现一些问题，虽然摸索着自己也能解决但是如果老师们在应该可以提供比较好的建议嘛，可以更快地解决问题。

问：对乡亲们有帮助我们一定会坚持办下去的。还有你刚刚说到的希望我们老师过来提供一些指导，这方面的问题我也会跟团队反馈，我们一定会及时解决问题的，也请吴老师相信我们哦！

吴玲芳：那我肯定相信你们的，因为现在其实已经很好了。

问：那在课程内容方面呢？吴老师还有什么建议吗？

吴玲芳：我觉得我们的内容可以再丰富多一点，可以增加像交谊舞啊，还有上次毛老师带我们练的那个柔力球啊，花样可以多一点，这样子居民们就可以有很多选择的余地，而且还可以每天都参加各项运动，频率也可以稍微高一点。

问：我们是在商量着增加一些运动形式的，上次柔力球去比赛也拿奖了嘞，感觉大家也挺喜欢的，就是可能还要再研究一下，等我们的计划安排成熟以后肯定会带给乡亲们的。

吴玲芳：好的，拭目以待哈。

问：放心，肯定不会让你们失望的。嗯，吴老师，还有就是因为我们这个项目其实是校地合作的成果嘛，所以还想了解一下，你认为政府在这个过程中起到了怎样的作用呢？

吴玲芳：哦，那首先肯定还是要感谢政府给我们提供了一个这么好的机会哦，虽然我不是很清楚政府有没有在这个项目上投钱，但是就我自己肉眼见到的，溪口这边新建了一个未来社区嘛，也让我们有了更多的场地选择。然后的话你看没有政府的帮忙，我们自己也找不到衢州学院过来开展这个体医融合活动，所以从一定程度上来说是政府推动了学校、医疗机构等等各方参与到体医融合项目中来的。还有就是在协调方面，因为参与体医融合的人也越来越多了嘛，所以我们的场地也越来越不够用了，现在我们用的练瑜伽的场地就是问社区借的大礼堂。还有就是我已经好几次看到你们老师发出来一些新闻在报道我们溪口的体医融合，所以在社会上的知名度和影响力肯定还是有提高的。人传人又很快，所以政府的宣传又吸引了很多人参与进来，也让更多的人知道了体医融合是怎么回事。

问：是的，我们也过来和政府部门的领导对接了几次嘛，他们给我们的感觉也是非常支持体医融合的，其实有政府部门的帮助我们开展活动会容易很多，也像你说的政府帮忙宣传可信度也更高一点嘛，村民们也更相信我们一点。那你对体医融合在未来乡村的落实有什么看法呢？可以说一下怎么样可以让体医融合落实得更好，发展得更好。

吴玲芳：哦，这个的话可能我也不能提什么很有用的意见，但是我从我自己自身的角度讲一点点我的看法吧。

问：好的，没关系的，你有什么想法都可以说。

吴玲芳：以我自己目前对体医融合的理解，它是一个综合性很强的训练方式，涉及像农村健康、医疗服务、社区发展多个方面。而且"体医"，除了"体"最重要的就是"医"了吧，所以我觉得首先要发展落实的就是基础医疗吧，我自己之前就是做医疗服务工作的，所以我很清楚只有加强基层卫生服务，提升农村地区的基本医疗设施和卫生条件，确保基本医疗服务的覆盖面和质量，才能去考虑后续的发展。

问：对的，医疗确实是很重要的一部分，也是乡村比较薄弱的一部分吧。那你能不能着重从发展医疗方面提一些建议呢？

吴玲芳：嗯，好的，我说一点哦，不一定对。因为现在已经基本完成未来社区的建设了，所以我感觉可以从在未来社区里建立"健康社区"开始，其实就是建设一些多功能社区医疗中心，把医疗资源、健康教育资源和体育锻炼资源这些整合起来，给村民们提供综合的健康服务。然后就是建设专门的农村医生团队吧，可以从本地招录一些退休的老医生或者一些有一定医学知识储备的人，然后要加强对这些农村医生的培训和激励，政府也可以参与进来嘛，帮助吸引更多医疗人才到农村来工作，这样医疗服务的质量应该也会提高。

案例 4：张根美

女，今年 53 岁，已经退休 2 年，身体状况良好，有轻度高血压，无其他慢性病。参加体医融合项目的运动时长达 12 个月。通过访谈得知：①村民之前对体医融合了解甚少，是通过我们团队与当地政府、村委会合作，并推广体医融合，大家才慢慢对体医融合有了初步的了解。②这位村民之前并未接受过类似的体育指导，她平常都是以每天早上起床后去散步、慢走的形式进行体育锻炼的，偶尔也会跳一跳广场舞，运动的强度都不算大。③通过访谈了解到，她参加体医融合项目后，认为自己的心情比以前会好很多，尤其是每次锻炼完，脸上都挂着有感染力的笑容。身体状况也在慢慢变好，感冒、去医院的次数也变少了。她认为参加这个项目帮助她养成了爱运动的习惯。随后我从项目数据统计中发现张阿姨的肺活量有了明显的改变，同时平板支撑的时间也增长了。④在邻里关系方面，她明显感觉到与邻居刘大娘的关系和谐了许多，常常会约着一起去锻炼。她非常感谢指导老师的耐心教学，并且也与指导老师成为好友。指导老师帮助她们从手脚不协调、僵硬慢慢地向四肢柔软、协调转变。指导老师会时刻关注着她们，帮助她们把每一个动作都做到标准。⑤在访谈的最后，她说道，自从参加了这个项目，对体医融合有了深刻了解，从实践中才能明白其中的道理，她认为体医融合是一个帮助老年人改善身体状况的好项目，值得大家去推广，呼吁大家去学习。

通过问卷调查，发现在参加群众体育活动的人群中，以年长的人员为主体，女性所占比重较大，男性较小，分析其主要原因，应该是男性普遍工作比较繁重，身心比较疲劳，闲暇时间都是抓紧时间休息，很少有人出来锻炼。活动点的活动时间以晨晚练为主，其中晨练占 80.7%，晚练占 47.7%，其中有一部分活动点是晨练与晚练都开展活动的。活动点稳定性较强，常年坚持的占 93.4%。64.0% 的体育锻炼者的活动时间不随四季的变化而变化，活动时间最长的季节是 5—10 月份。每天活动时间在 2h 以内的占总数的 57.8%，在 2h 以上的占总数的 42.2%。

据调查，对于影响居民参加活动的主观原因，缺乏兴趣的占 45.2%，认为"没有必要"的占 18.2%，认为自己"身体较弱，不宜参加体育活动"的占 11.4%，学生时代就不喜欢体育活动的占 11.0%，认为"体育活动不适合自己的举止行为"占 6.9％，担心他人讥笑的占 7.3％。对于影响人们参加体育活动的客观原因，缺少时间的占 35.8％，缺少场地设施的占 25.5％，精力不足的占 20.8％，不懂锻炼方法和场地远、不方便的占 8.9％，其他占 9％。据此可见，时间与场地设施的问题依然是影响人们参与体育活动的主要因素。

调查表明，人们的体育意识在不断加强，参加体育活动的场所也不一致，有 20％的人在马路上锻炼，5％在家里，65％在广场，10％则以其他的方式进行锻炼。由此可见，在广场参加活动的人较多，这是由于广场的设施比较齐全而且锻炼的氛围也好，并且加入我们项目后广场上一起来做健康操的人数还在不断增长，这也是现在人们进行体育活动的趋势。

对于人们参加活动的方式，以社区活动为主的占 60％，与家人一起锻炼的占 10％，个人锻炼的占 20％，与朋友一起锻炼的则占 10％，而 10％的人则以其他方式进行锻炼。由此看出，人们锻炼时大多愿意参与有组织的社区活动，这也更能促进人们的锻炼乐趣，同时又增进了友谊，另有一些人喜欢个人锻炼，这与人的兴趣爱好有关，也应该大力提倡，为热爱健身的人提供更多的机会。

根据调查的情况，村民对健身指导员配备情况提出了他们的看法与建议：乡村的体育健身指导员由于没有经过专业培训和理论学习，缺乏医学保健相关的知识和技能，很大程度上无法满足指导村民健身的基本需求，特别是针对有慢性疾病、长期存在药物治疗状态等情况，无法开具个性化的运动处方，就无法根据每个人的健康状况确定具体的体育活动内容、活动时间和活动强度，这些是无法靠感觉、经验来确定的。

根据调查的情况，为了改变农村医疗卫生现状，村民对医疗机构提出了以下看法与建议：①需要定向培养全科医生。在培养基层医疗机构人才时，应充分考虑到基层医疗机构的特点。从其服务特性来看，主要从事预防、妇幼、保健等工作，医疗工作只是其所有工作的一部分，并且它们的临床患者也以常见病、多发病为主，个别地区因其地域特点而某些地方病或地方多发病十分常见，所以人才配备上也应以公卫、妇幼、预防保健人员为主，应多配备全科医生。目前我国全科医生培养培训体系尚不健全，缺乏配套的政策和激励机制。全科医生不论是数量还是质量都满足不了基层医疗卫生服务的需要。为达到医改提出的尽快实现基层医疗卫生机构都有合格的全科医生的要求，为群众提供安全、有效的服务，要大力加强以全科医生为重点的基层医疗卫生人才队伍建设。可以将全科医生专业纳入医学院校的学科建设当中，采用定向培养的方式大量培养全科医学人才，以满足基层医疗机构的需要。定向生要与培养学校和定向医院、生源所在地的教育、卫生行政部门签订培养与就业协议，保证毕业后定向到基层医疗机构服务8年以上，这样既可以解决基层缺乏医疗专业人才的困境，又能够帮助家境困难的学生完成学业，还有助于扩大就业。②争取各大医院的支持，使其与基层医疗机构建立长期对口协作关系。一方面大医院要组织本院有资质的医生定期到基层开展相关培训，比如：巡回办班、专题讲座、手术示范等；另一方面各大医院要为进修人员开通进修绿色通道，减免进修费用，分期分批组织基层医生到本医院进修全科医学。同时，要建立制度，保证形成长效机制，避免走过场、流于形式。要把培养基层医生列为大医院的一项日常工作，必须保证基层医生进修一段时间后诊疗技术有所提升，从而提高居民对基层卫生人员的信任度。

根据调查的情况，村民对政策供给提出了以下看法与建议：①应鼓励和引导优秀高等院校医学生、优秀退休医生和城市富余医务人员到基层医疗机构工作。制定相应的激励政策、培养计划，支持毕业生参加规范化培训，为毕业生在大中型医疗机构实习、进修创造条件。各地可据实际情况，对在基层医疗机构工作的卫生技术人员职称晋升给予适当倾斜。比如，在基层医疗机构工作满3年的卫生专业技术人员可优先参加相应的培训或业务进修。建议针对基层医疗机构急需医疗专业人才的状况，除了要求专业医学生深入到基层服务，是否也可以建立大学生人才到基层锻炼的流动体系。比如，应届毕业医学生必须有在基层医院工作一至两年的经验之后才有资格报考研究生或者公务员；城市大医院必须从这些有基层医院经历的大学生中招录医务人员。这样既可缓解目前城市就业的压力又能解决基层医疗机构人才短缺问题。②实施高校毕业生自主择业政策后，医疗单位只能以聘任的方式引进医学院校毕业生，且引进人员的工资福利全部由单位自行承担。同时，地方政府由于财力有限，对基层医疗单位的支持一般只是针对基础设施建设，根本无力像保障农村义务教育师资力量那样来满足基层医疗单位对医疗人才的需求。因此政府首先应给予基层医疗机构自主的人事权与足够的人员编制，以解决基层医疗机构编制不足、人员选择不自主的问题，使医疗机构能够选择真正需要的人才并给予其编制，使他们得到相应的保障，有利于在其岗位上安心工作。其次要保障基层医务人员的薪酬，按时到位将基层医务人员工资列入财政统一支付。还有政府应给基层医生缴纳医疗责任保险金，提供更多的优惠政策并出台相关制度给予保障。同时新医改方案明确规定基层医疗机构医生应具备执业助理医师以上资格，卫生院非卫生技术人员比例一般不得超过职工总人数的20%。今后未取得普通中专学历的乡镇医生要逐步退出医生岗位，不予执业再注册，其岗位由应届医学大、中专毕业生补充，并通过公开招聘、竞争上岗、绩效考核等方式方法，逐步将那些无能力的医务人员替换到不重要的岗位，这样的规定肯定能激活整个医院的医资体系。③加大政府对农村医疗机构的投资力度。为进一步提升卫生服务能力，从根本上解决看病难、看病贵和看病不准的问题，政府应对乡镇卫生院、村级卫生室这些二级医疗机构的设备进行升级改造。通过对乡、村二级医疗机构的建设，医疗卫生服务条件能得到有效的改善，从而更好地满足了群众的基本医疗卫生需求。④在项目课程内容方面，课程内容还可更加丰富，目前已有瑜伽、民族舞、健康操等活动，可再增加一些实用课程，比如如何在运动受伤时自己及时处理、一个人在家可以进行怎样的体育锻炼等等。

根据调查的情况，村民对场地设备提出了以下看法与建议：因为资金较为紧张，致使公共体育的设施和设备比较短缺，且存在老化现象，已不能适应大众需求。体育设施和器材的简陋与缺乏，给乡村老人的锻炼带来了极大的困难。由于多种原因，体育器材在配置上不尽如人意，限制了乡村老人体育活动的正常开展，体育器材的缺少使村民没有新鲜感，失去对锻炼的兴趣。因此需要合理规划体育场馆和体育娱乐设施，体育文化设施的场所建设应当秉持建设好、设计好、管理好、经营好、使用好的发展之路，需要定时维护设施设备。

经过这次实际调查可知，体医融合在农村居民中已经广泛地展开，人们对身体锻炼的兴趣也越来越高，这为农村体育人口的提高提供了有利的条件，随着社会的飞速发展，人们的空余时间也越来越多，而人们对健康的要求也越来越高，相信将来会有更多的人投身体育活动中，农村的体育人口会日益壮大。体育是基础、医疗是手段、健康是目的。健康中国战略明确提出全民健身与全民健康深度融合，形成运动促进健康、体医融合促进慢性病预防和非医疗干预的新机制、新模式。要进一步建立科学合理的体质测评和运动处方指导体系，培养群众科学健身、健康防病的能力，充分发挥全民健身对于健康的积极作用，更好地为人民健康保驾护航。

案例 5：周建爱

她的年龄已经 50 岁了，身高 166cm，体重 66kg。初次见面她展现出健康活力的外表与阳光灿烂的笑容。她有着一头乌黑亮丽的短发，随着她的运动而飘扬。她喜欢将头发整齐地梳理，时而用发夹固定，显得干净利落。她双眸明亮有神，清澈如秋水。那双深棕色的眼睛中透露出坚定的决心和积极向上的精神。当她讲述自己热爱的运动时，眼神中闪烁着无限的热情和活力。

以下是我与阿姨关于体医融合的谈话。

问：请问您之前对体医融合的了解有多少？是什么样的机会让您知道这个项目并加入当中？

阿姨：关于体医融合，我了解到它是将体育医学和医疗科技结合起来，在关于运动康复和健康管理的一种领域。我也是为了我的健康加入到这个项目来的。我大概在 2021 年的时候就和几个朋友加入进来了，但是还不太懂这个主要是干吗的，就知道对身体有好处。

问：好的。请问您之前有接受过类似的体育指导吗？平时是否会进行体育运动？具体的频次和强度怎么样？

阿姨：去年有专家老师来给我们体育指导，平时周末就跟着老师一起运动，早上会晨跑，人老了醒得也早嘛，晚上偶尔吃完晚饭和几个姐妹出来跳跳广场舞，频次大概是一周两到三次吧。

问：请问自从参加了这个项目以后，对体医融合和体育锻炼的认识有什么变化吗？

阿姨：对体医融合有了更深刻的认识，之前不是很了解，现在更加了解体育锻炼带给我们的好处了，比之前更爱锻炼了。

问：请问您是否认为参加这个项目对您的身体健康（慢性病及生活习惯）有哪些影响？

阿姨：之前身体不是很好，气短，经常乏力，晚上偶尔睡不着觉，在参加这个项目之后，这些现象有了明显好转，睡眠也更加稳定了。

问：请问您如果遭受了运动损伤，您能运用这个项目所学到的知识来处理吗？

阿姨：可以的，这个项目教给我专业知识，如果有运动损伤我会处理一些，但是过于严重的我认为要尽快送到医生那里处理。

问：请问您参与这个项目是否会对邻里之间的关系产生影响？

阿姨：之前我们很少走动说话，在参加这个项目之后，大家经常相约在一起，一起锻炼，一起唠家常，讨论参加这个项目后改善了我们的哪些坏毛病，因为这个项目我们相互熟悉相互交流，偶尔也会主动约在一起聚一聚，之前都没有这样的。

问：这个项目是校地合作的成果，请问您认为政府在这个过程中起到了怎样的作用？

阿姨：那肯定会让这个项目更加正规呀，也有了其他额外的支持，我相信我们这个项目会发扬光大越走越远的，也会让越来越多的人加入到我们这个项目中来的，让更多人体会到这个项目的益处。

问：您对参与项目指导的老师有什么印象？

阿姨：老师教得很好很详细，感觉非常专业也很有耐心，感觉加入这个项目也很有参与感，老师也经常会带一些新操给我们！

问：请问通过这个项目您还希望获得哪些方面的学习和指导？

阿姨：我还希望能学到更多可以强身健体的体操，也希望认识更多志同道合的人一起锻炼。

问：请问您认为这个项目在课程内容、师资配备、运行机制等方面需要做哪些提升？

阿姨：课程内容可以再丰富一些，老师也可以多几个轮班来教我们，这样老师也不会太累，感觉老师不太够的样子，比较想要参加的人也比较多，一个教室那么多人老师也指导不过来，运行机制就是可以时间选择上自由一点。

问：您对未来乡村体医融合落实有什么看法？

阿姨：这是个非常好的落实项目，村里的大家都很喜欢这个项目，对乡亲们的身体也是很好的，大家一起锻炼也有个陪伴不至于在家太过无聊。

问：好的了解了，谢谢阿姨！祝您身体健康！

通过本次谈话可总结出以下结论：

①体医融合项目对村里居民产生显著成效，提升了他们的幸福感。该项目不仅对居民的身体健康有积极影响，还促进了邻里之间的交流和友谊。居民还通过项目获得了很多急救知识，提高了应对紧急情况的能力。

②目前该项目存在重要问题。随着参与人数的增加，场地和师资配置相对滞后，需要扩大师资力量并寻求更好的场地平台，这是亟须解决的。

③为了未来发展，我们应在现有基础上不断改进和完善体医融合项目，相信它会迎来更加光明的前景。我们团队会持续关注社区居民需求，提供多元化的健身和医疗服务，进一步提升居民健康水平。同时，加强宣传推广，吸引更多居民参与，让更多人享受到该项目的益处。

以下是体医融合带来的益处：

①乡村体医融合可以有效提升乡村地区的医疗服务水平。通过引入现代医疗技术和设备，如遥感诊断、智能监测等，可以缩小城乡医疗资源差距，提高乡村居民的就医便利性和医疗质量。同时，将体育运动与医学相结合，通过运动康复和健康管理，可以提高乡村居民的健康水平，减轻医疗负担。

②乡村体医融合可以推动乡村地区经济发展。体育旅游和康养产业具有广阔的市场前景，在乡村地区的发展中具有重要作用。借助体医融合的理念，乡村可以开发运动休闲度假村、康养中心等项目，吸引更多游客前来体验和参与，推动当地产业发展，增加就业机会。

③乡村体医融合也有利于促进乡村文化传承和社区建设。体育运动在培养良好的生活习惯、塑造积极向上的价值观等方面起着重要作用。通过在乡村开展体育活动和健康教育，可以弘扬传统文化，培养乡村青少年的集体意

识和团队精神，促进社区凝聚力和社会和谐。

④乡村体医融合可以弥补乡村地区医疗资源不足的问题。通过引入现代医疗技术和互联网医疗手段，如远程诊断、在线健康咨询等，可以实现医疗资源的共享和优化配置，缩小城乡医疗差距，提高乡村居民的医疗服务获得率和医疗质量。

⑤乡村体医融合可以促进基层医疗机构的发展和能力提升。通过将体育运动与健康管理相结合，培养和推广基层医务人员的运动康复技能和健康教育能力，提升基层医疗机构的综合服务能力，使其成为乡村居民健康管理的主要承担者和指导者。

⑥乡村体医融合也有利于推动乡村健康文化的建设。通过开展体育运动和健康教育活动，提高乡村居民的健康意识和健康素养，引导他们养成良好的生活习惯和健康行为，形成全民健康的社会氛围。同时，可以通过培养乡村体育人才和组建健身指导员队伍，推动体育运动在乡村地区的普及和发展。

乡村体医融合主要的作用：

乡村体医融合是卫生健康事业发展的重要方向之一。卫生健康委员会将与相关部门和各界合作，共同推动乡村体医融合的深入实施，为乡村居民提供更好的健康服务，助力乡村振兴和全民健康目标的实现。

其他因素对体医融合的影响：

高校可以培养具备医学、体育、管理等多个领域知识的复合型人才，他们将有助于解决乡村体医融合中的各种问题，并成为推动乡村体医融合进程的重要力量。

高校可以通过不同学科的交叉融合，提高教学质量和科研水平，带动乡村体医融合的研究和实践。比如，医学院和体育学院可以共同开设运动康复专业，使基层医务人员掌握运动康复知识，这将有助于提高乡村居民的健康水平。

科研创新：高校可以发挥自身科研优势，针对乡村体医融合中的某些难点问题进行研究与探索，为该领域的理论和实践创新贡献力量。比如，开展运动康复的相关研究，支持在乡村地区推广该领域的相关技术与服务。

社会服务：高校可以开展各种形式的社会服务活动，促进乡村体医融合的普及和推广。高校作为人才培养和科学创新的重要场所，可以通过学术研究、技术开发、人才培养等方面为乡村体医融合做出积极贡献。同时，高校还可以发挥自身社会责任，为乡村地区的发展和全民健康的目标做出实际贡献。

第三节　卫生医疗部门对溪口未来乡村体医融合服务模式的评价

通过对村卫生院的医生发放问卷了解到一些基本情况，卫生院医生男女比例大致平衡，年龄在 35～45 岁之间的占 80%，学历为大专的占 70%，在卫生院工作时间大都超过 5 年，因此对当地老年人的身体情况都较了解。同时在我们体医融合项目的帮助下医生会为每一个老年人建立健康档案并且会到溪口大会堂定时为村民开展健康知识讲座。

村卫生院的医生也讲述了他们的想法，体医融合的健康体系涉及医学、健康管理、运动、营养、保健、康复等方面的知识。要确保服务的质量，必须建立运动-医学模式两个集成的人才结构，招聘专业人员形成一个知识管理团队，与此同时，政府部门还应创造条件，制定相关政策，吸引"体医融合"的跨学科人才到社区工作并提供服务。

访谈：

问：你好，我们首先就是想要了解一下您在这边工作多久了？

答：二十几年了。

问：啊，这么久了嘛，那今年应该已经 40 岁了吧。

答：对的，已经 40 多了。

问：看着非常年轻，那就是您的学历是？

答：本科，你们其实都算是我的学弟学妹了，衢州学院的前身嘛。

问：太巧啦，那就是您现在的职业职称等级是？

答：高级。

问：那请问您在医院了解到的每天平均门诊人数大概是？

答：每天来来往往，三百多号吧。

问：您在医院近五年的每月平均收入是？

答：中等吧。

问：请问您是否认为您所在医院的医疗设施配备能够满足使用需求？

答：嗯……怎么说呢，目前的话，我们院内，基层老百姓的普遍需求还是可以满足的。

问：请问我们这边卫生院全科医生与康复医学科医生的数量是多少？

答：全科医生是 14 名，康复医学科医生这边我们是没有的。

问：请问您所在的医院是否为当地社区的居民建立了健康档案？

答：是的，都有建立。

问：所有人都有吗？

答：常住居民是都有建立的。

问：那请问您所在的医院是否为社区居民开展过健康知识培训讲座？

答：有的，我们有十几个团队，每个团队两个月一次，必须下去，一年至少 6 次，都会去文化礼堂开展。

问：那这个培训的内容都有涉及哪些方面呀？

答：内容的话，慢性病防治、急救知识、健康教育呀这些都有包含。

问：请问您是否会在诊断过程中对患者的运动情况进行评估？

答：主要目标人群是老年人嘛，肯定会有一个评估。

问：请问您是否会在诊断过程中为患者提供运动指导？

答：会的，比如在我们院内的高血压、糖尿病患者呀，就会按照等级要求，有相应的走访，都会根据生活方式提出相关建议。

问：如果能够提供指导，请问您为患者提供运动指导的依据来源是？

答：我们的规范呀，我们不是有操作规范的嘛，管理规范里面都会有。

问：如果能够提供指导，请问您在诊断过程中为患者提供运动指导的方式是？

答：口头指导同时做出行为指导。

问：您认为医院在乡村体医融合当中能起到什么样的作用？

答：体医融合这块，知道这么回事，但是医院参与得不多，所以也不是很了解。我觉得医院在这方面，应当是资源最充足的，基础设施也比较齐全，就是可以作为提供材料的平台，像一些合作、课程上，会需要我们这边帮忙，我们都是非常配合的。

问：您认为当前乡村体医融合存在哪些问题，对此有没有更好的建议？

答：我觉得非常好！没有什么问题。

参考文献

［1］周西宽. 体育基本理论教程［M］. 北京：人民体育出版社，2004：112.

［2］冯振伟. 体医融合的多元主体协同治理研究［D］. 济南：山东大学，2019.

［3］国务院关于印发全民健身计划（2021—2025 年）的通知［BE/OL］. https：//www. gov. cn/zhengce/content/2021 - 08/03/content _ 5629218. htm.

［4］"十四五"规划和 2035 年远景目标纲要［EB/OL］. http：//www. cbminfo. com/BMI/zx/twbd/7054877/index. html.

［5］中华人民共和国基本医疗卫生与健康促进法［EB/OL］. https：//www. gov. cn/xinwen/2019 - 12/29/content _ 5464861. htm.

［6］Marc LaLonde. Valeurs Sociales et Hygiène Publique［J］. Canadian Journal Of Public Health Volume. 1974，65，Issue4：260 - 264.

［7］Bandura. Analysis of self-efficacy theory of behavioral change［J］. Cognitive Therapy and ResearchVolume. 1977，1，Issue4：287 - 310.

［8］Prochaska. Life Changes，Cessation and Maintenance of Smoking：A Preliminary Report［J］. Psychological Reports Volume. 1982，50，Issue2：609 - 610.

［9］Ajzen. The theory of planned behavior［J］. Organizational Behavior and Human Performance Volume. 1991，50，Issue2：179 - 211.

［10］Cohen. STRESSAND MENTAL HEALTH：ABIOBEHAVIORAL PERSPECTIVE［J］. Issues in Mental Health Nursing Volume. 2000，21，Issue2：185 - 202.

［11］Butler J T. Principles of Health Education and Health Promotion［M］.

USA，Wadsworth：Thomson Learning. Inc，2001：195 - 198.

［12］新华社．全国卫生与健康大会 19 日至 20 日在京召开 ［EB/OL］.
（2016 - 08 - 20）. https：//www. gov. cn/guowuyuan/2016 - 08/20/
content _ 5101024. htm.

［13］国家药品监督管理局．《中国慢性病防治工作规划（2012－2015 年)》
［EB/OL］. （2012 - 05 - 08）. https：//www. nmpa. gov. cn/xxgk/fg-
wj/gzwj/gzwjzh/20120508120001299 _ 1. html.

［14］邓伦源．我国当代大学生就业形势 ［EB/OL］. （2021 - 08 - 18）. ht-
tps：//baijiahao. baidu. com/s？id＝1708362153011013916＆wfr＝spider＆
for＝pc。

［15］曲天敏，苏浩体育锻炼对老年人心理健康的影响 ［J］中国老年学杂
志，2017；37 (1)：129 - 131.

［16］新华每日电讯．洛川"小统筹"实验：为农民"看病难"趟路 ［EB/
OL］. （2005 - 12 - 24）. https：//news. sina. com. cn/o/2005 - 12 - 24/
14117807621s. shtml.

［17］韩喜平，孙小杰．全面实施健康中国战略 ［eb/ol］. （2018 - 12 - 24）.
http：//theory. people. com. cn/big5/n1/2018/1224/c40531－30483940.
html.

［18］郭建军．体医融合推动健康革命路径探索 ［J］. 慢性医学杂志. 2017，
18 (11)：1189 - 1192.

［19］林芝民政．居家、社区、机构三类养老服务，如何错位、如何融合？
（2024 - 03 - 25）. https：//mp. weixin. qq. com/s？ _ _ biz＝MzAwO
TgzOTk3NA＝＝＆mid＝2650325370＆idx＝2＆sn＝4191607e5f73
d940d14a1a9b487ec4c8＆chksm＝82b63dfc46c19558e8f1cb16a6feec492
27db68ce7212601d24ddd60fe854be114c4ecbb7099＆scene＝27.

［20］人民日报署名文章：为中华民族伟大复兴打下坚实健康基础——习近
平总书记关于健康中国重要论述综述 ［EB/OL］. https：//www.
gov. cn/xinwen/2021－08/07/content _ 5629998. htm.

［21］国家体育总局：《体育产业发展"十三五"规划》 ［EB/OL］. （2016 -

06 - 27）．https：//www．sport．gov．cn/n10503/c722960/content．ht-ml？from＝timeline&isappinstalled＝0．

[22] 中共中央国务院印发《"健康中国 2030"规划纲要》[EB/OL]．（2016 - 10 - 25）．https：//www．gov．cn/zhengce/2016 - 10/25/content _ 5124174．htm？eqid＝b6baa6c500019dd9000000036465d592．

[23] 关于加强健康促进与教育的指导意见 [EB/OL]．（2016 - 11 - 16）．http：//csty．changsha．gov．cn/zfxxgk/fdzdgknr/lzyj/202106/t20210628 _ 10028951．html．

[24] 国务院办公厅关于印发中国防治慢性病中长期规划（2017—2025 年）的通知 [EB/OL]．（2017 - 05 - 11）．https：//www．ndrc．gov．cn/fggz/fzzlgh/gjjzxgh/201705/t20170511 _ 1196751 _ ext．html？eqid＝c408 da25000193a00000000364713ba9．

[25] 健康中国行动（2019—2030 年）[EB/OL]．（2019 - 07 - 15）．https：//www．gov．cn/xinwen/2019 - 07/15/content _ 5409694．htm．

[26] 中华人民共和国基本医疗卫生与健康促进法（2019—2030 年）[EB/OL]．（2019 - 12 - 28）．http：//www．npc．gov．cn/npc/c30834/201912/15b7b1cfda374666a2d4c43d1e15457c．shtml．

[27] 华宏县，卢文云．健康中国视角下体医融合实践：进展与展望 [J]．体育文化导刊，2022（11）：22 - 27＋82．

[28] 秦东海．我国体医融合服务模式发展现状与对策研究 [D]．济南：山东师范大学，2021．

[29] 袁莎莎，王芳，李陈晨，等．基于 ICCC 框架的社区卫生服务机构慢性病管理研究 [J]．中国卫生政策研究，2015，8（6）：39 - 45．

[30] 代方梅，李可乐．社区体医融合交互偶联机制及路径 [J]．体育文化导刊，2021（5）：61 - 66＋97．

[31] 习近平：在教育文化卫生体育领域专家代表座谈会上的讲话 [EB/OL]．（2020 - 09 - 22）．https：//m．gmw．cn/baijia/2020 - 09/22/34212373．html．

[32] 郑飞．产业生命周期、市场集中与经济绩效 [D]．南昌：江西财经大

学，2018.

[33] 张帆."健康中国"视域下"互联网+"社区体医融合健康服务平台构建研究 [J]. 体育科技，2022，43（1）：14-17.

[34] 郭建军，郑富强. 体医融合给体育和医疗带来的机遇与展望 [J]. 慢性病学杂志，2017，18（10）：1071-1073.

[35] 祝莉，王正珍，朱为模. 健康中国视域中的运动处方库构建 [J]. 体育科学，2020，40（1）：4-15.

[36] 习近平. 决胜全面建成小康社会夺取新时代中国特色社会主义伟大胜利 [M]. 北京：人民出版社，2017：48.

[37] 聂应军，赵元吉，郑湘平，等. 我国体医融合高质量发展的多维逻辑、影响因素及实践路径 [J]. 体育学刊，2022，29（3）：40-50.

[38] 沈圳，胡孝乾，仇军. 健康中国战略下"体医融合"的关键影响因素：基于解释结构模型的分析 [J]. 首都体育学院学报，2021，33（1）：31-39.

[39] 刘颖，王月华. 基于SFIC模型的我国体医融合推进困囿与纾解方略 [J]. 沈阳体育学院学报，2021，40（4）：1-7+41.

[40] 唐钧，李军. 健康社会学视角下的整体健康观和健康管理 [J]. 中国社会科学，2019（8）：130-148+207.

[41] 倪国新，邓晓琴，徐玥，等. 体医融合的历史推进与发展路径研究 [J]. 北京体育大学学报，2020，43（12）：22-34.

[42] 朱二刚，周广仁，杜天华."体医融合"融入社区的现实困境及提升路径—在健康中国背景下 [J]. 石家庄学院学报，2022，24（3）：85-90.

[43] 王玉宝，吴宗辉，胡永国，等. 我国体医融合政策执行的制约因素与路径选择——基于史密斯政策执行过程模型的分析 [J]. 中国卫生事业管理，2022（11）：801-805+828.

[44] 曲天敏，苏浩. 体育锻炼对老年人心理健康的影响 [J]. 中国老年学杂志，2017；37（1）：129-131.

[45] Harper A E. "Healthy people: Critique of the nutrition segments of the Surgeon General's report on health promotion and disease preven-

tion [J]. Am J Clin Nutr. 1980. 33 (7)：1703－1712.

[46] 曹振波，陈佩杰，庄洁，等．发达国家体有健康政策发展及对健康中国的启示 [J]. 体育科学，2017，37 (0S)：11－23＋31.

[47] 冯振伟．体医融合的多元主体协同治理研究 [D]. 济南：山东大学，2019.

[48] 徐士韦，肖焕禹，谭小勇．体力活动：美国国家健康政策之要素——基于美国健康公民战略的考察 [J]. 上海体育学院学报，2014，38 (1)：25－30.

[49] 张颖．运动和营养——学习《2005 年美国膳食指南》的认识 [J]. 中国临床营养杂志，2005 (2)：124－126.

[50] Donaldsona，Finch CF. Sport as a setting for promoting health [J]. Br I Sports Med，2012，46 (1)：4－5.

[51] 王正珍．运动处方的研究与应用进展 [J]. 体育学研究，2021，35 (3)：40－49.

[52] 郭建军．健康中国建设中体育与医疗对接的研究与建议 [J]. 慢性病学杂志，2016，17 (10)：1067－1073.

[53] 马雪松．结构、资源、主体：基本公共服务协同治理 [J]. 中国行政管理，2016 (7)：52－56.

[54] 冯振伟，张瑞林，韩磊磊．体医融合协同治理：美国经验及其启示 [J]. 武汉体育学院学报，2018，52 (5)：16－22.

[55] 李静，杨子宁．中外体医融合发展模式比较研究 [J]. 体育科技文献通报，2022，30 (8)：224－226.

[56] 国家体育总局．推动体育和医疗深度融合 [EB/OL]. (2017－05－17). http：//www. rmzxb. com. cn/c/2017－05－17/1540840. shtml.

[57] 石国亮，刘晶．宏观管理、战略管理与顶层设计的辩证分析——兼论顶层设计的改革意蕴 [J]. 学术研究，2011 (10)：41－46.

[58] 乐生龙，陆大江，夏正常，等．"家庭—社区—医院—高校"四位一体运动健康促进模式探索 [J]. 北京体育大学学报，2015 (11)：23－29.

[59] 赵薇，王天星，王明慧．健康生活方式对社区慢性病患者干预效果研

究［J］. 预防医学情报杂志，2019，35（1）：22－26.

［60］傅妮，崔建涛，傅顺. 探讨综合药学干预对慢性病患者治疗效果的影响［J］. 名医，2019（2）：27.

［61］成秋娴，冯泽永，冯婧，等. 我国发展社区医养结合的必要性、可行性、困境及建议［J］. 中国卫生事业管理，2016，33（5）：334－336，380.

［62］谭晓东，祝淑珍，谢棚印，等."健康中国"背景下健康管理的发展思路［J］. 公共卫生与预防医学，2015，26（6）：1－4.

［63］张韬. 健康老龄化背景下医养结合服务模式探析——以中国红十字会医养护"三位一体"实践为例［J］. 中国特色社会主义研究，2017（2）：93－97.

［64］北京市第一个"体医融合"实验室落户天坛医院［EB/OL］.（2018－08－27）. http：//sports. people. com. cn/GB/n1/2019/0827/c202403－31319686. html.

［65］2018年北京市体育工作要点［EB/OL］.（2018－02－11）. https：//tyj. beijing. gov. cn/bjsports/zfxxgk_/1421305/gzyd/10948987/index. html.

［66］健身活动丰富多彩 大众冰雪享受快乐 体医结合全新概念——北京全民健身版图在扩大［EB/OL］.（2017－01－20）. https：//www. so-hu. com/a/124813224_161623.

［67］北京市体育局关于印发北京市2021年群众体育工作总结和2022年重点工作安排的通知［EB/OL］.（2022－04－09）. https：//news. so-hu. com/a/536433737_505583.

［68］北京市人民政府办公厅关于促进全民健身和体育消费推动体育产业高质量发展的实施意见［J］. 北京市人民政府公报，2021（23）：8－17.

［69］2018年北京市国家级社会体育指导员培训班在首都体育学院开班［J］. 体育博览，2018（10）：13.

［70］北京市全民健身条例［EB/OL］.（2017－01－20）. https：//www. beijing. gov. cn/zhengce/dfxfg/201905/t20190522_59972. html.

［71］北京健康管理协会体医融合分会成立［EB/OL］.（2017－02－02）. https：//www. sohu. com/a/220540202_114731.

［72］ 北京市超 740 万居民签约家庭医生 ［EB/OL］. （2019 - 05 - 20）. ht-
tp：//www. mzyfz. com/cms/shehuixinwen/xinwenzhongxin/shehui-
jujiao/html/904/2019 - 05/20/content-1394354. html.

［73］ 北京市人大常委会教科文卫体办公室. 本市全民健身事业发展基本情
况 ［J］. 北京人大，2017（9）：10.

［74］ 骆秉全. 北京市全民健身运动与医疗卫生服务融合现状研究 ［J］. 首
都体育学院学报，2021，33（5）：465 - 473.

［75］ 毛子豪. 北京市社区体医融合服务需求与供给现状及发展路径研究
［D］. 北京：首都体育学院，2022.

［76］ 北京市体育局关于印发《北京市全民健身科学指导大讲堂工作方案》
的通知 ［EB/OL］. （2023 - 04 - 17）. https：//www. sohu. com/a/
667721786 _ 121106842.